饮食健康，必备指南

食疗小偏方，三高不用慌

穆永涛◎著

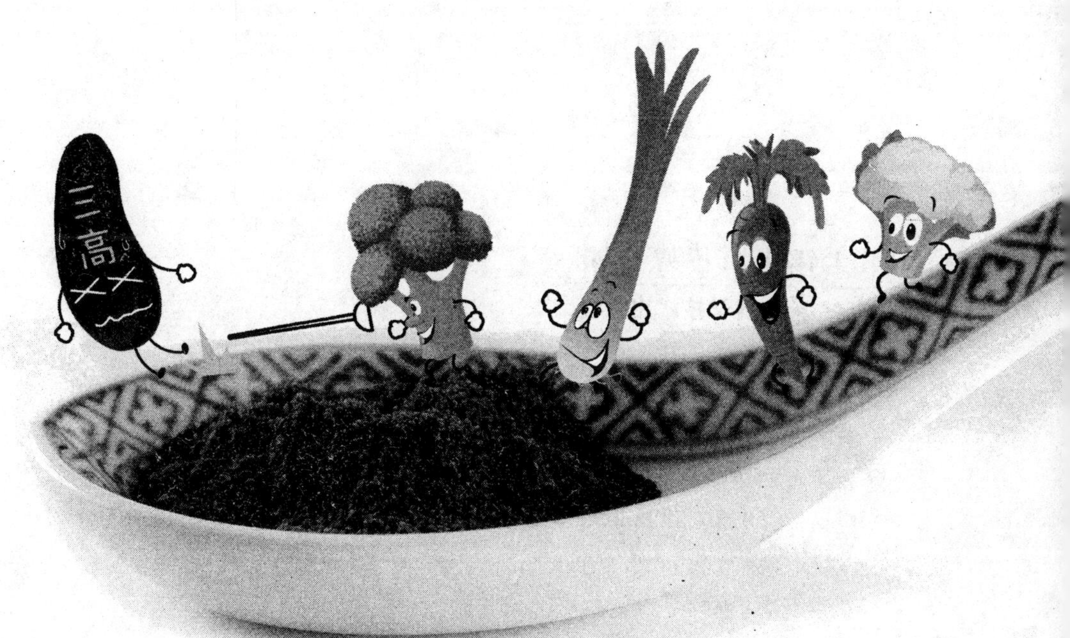

天津出版传媒集团
天津科学技术出版社

图书在版编目（CIP）数据

食疗小偏方，三高不用慌 / 穆永涛著. -- 天津 ： 天津科学技术出版社，2013.11

ISBN 978-7-5308-8497-3

Ⅰ. ①食… Ⅱ. ①穆… Ⅲ. ①高血压－食物疗法②高血脂病－食物疗法③高血糖病－食物疗法 Ⅳ. ①R247.1

中国版本图书馆CIP数据核字(2013)第272977号

责任编辑：王朝闻
助理编辑：郭晓鹏
责任印制：张军利

天津出版传媒集团

天津科学技术出版社出版

出版人：蔡　颢
天津市西康路35 号 邮编300051
电话：（022）23332695
网址：www.tjkjcbs.com.cn
新华书店经销
北京彩虹伟业印刷有限公司印刷

开本710×1000 1/16　印张16　字数200 000
2014年1月第1版第1次印刷
定价：29.80元

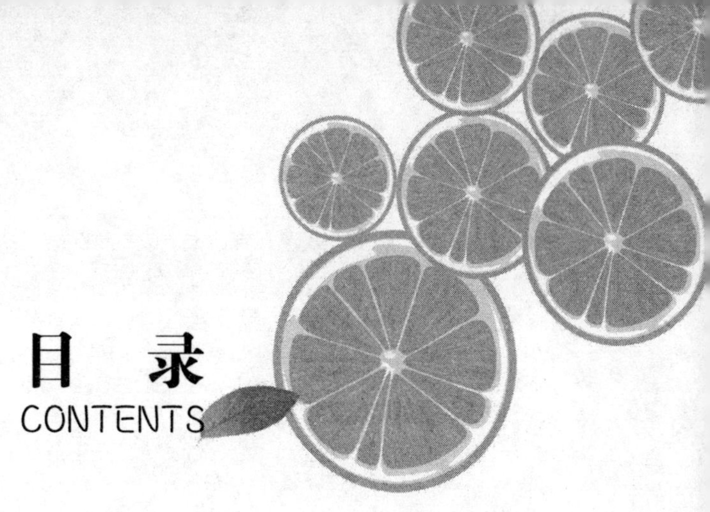

目录
CONTENTS

第一章　掌控“高血压”，高血压患者的调理与食疗

第一节　关于“高血压”，你知道多少/ 003
第二节　高血压患者需要哪些营养/ 016
第三节　高血压患者，请这样吃/ 025
第四节　高血压患者的黄金食谱/ 044
第五节　高血压的降压小偏方/ 071

第二章　抑制“高脂血症”，全方位“消脂”的饮食计划

第一节　什么是“高脂血症”/ 089
第二节　高脂血症，是“营养过剩”吗？/　103
第三节　高脂血症患者，请这样吃/ 115
第四节　高脂血症患者的黄金食谱/ 131
第五节　高脂血症的消脂小偏方/ 147

第三章　缓解“高血糖”，巧用食疗制胜糖尿病

第一节　“高血糖”等于“糖尿病”吗? / 167

第二节　糖尿病和营养素的关系/ 183

第三节　高血糖患者，请这样吃/ 194

第四节　高血糖患者的黄金食谱/ 211

第五节　高血糖的减糖小偏方/ 235

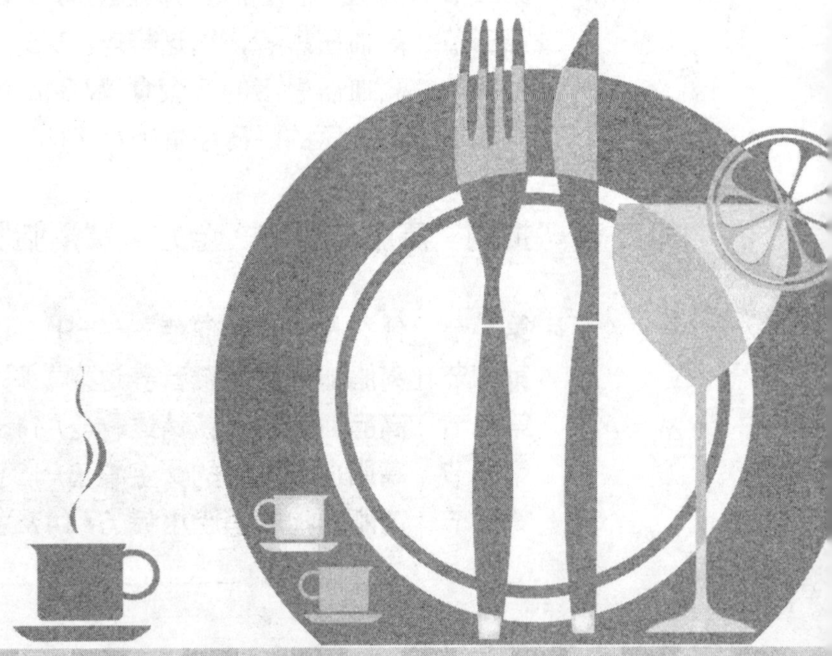

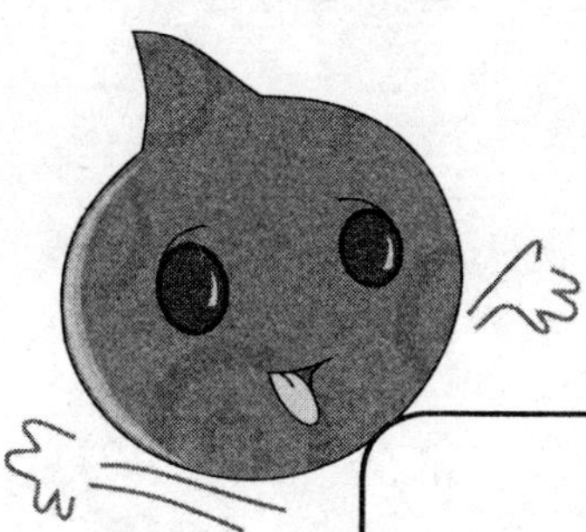

【第一章】

掌控『高血压』，高血压患者的调理与食疗

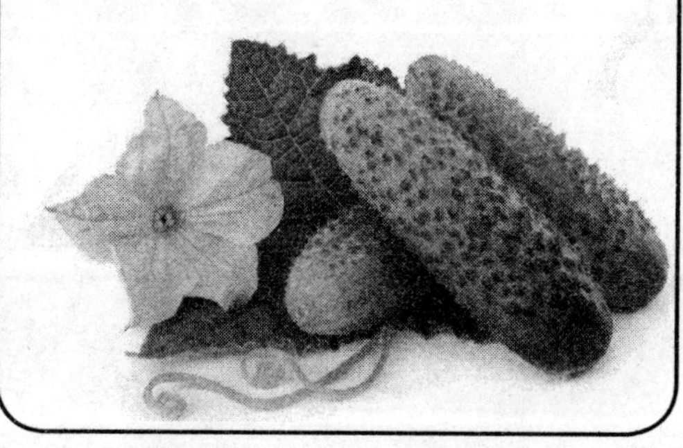

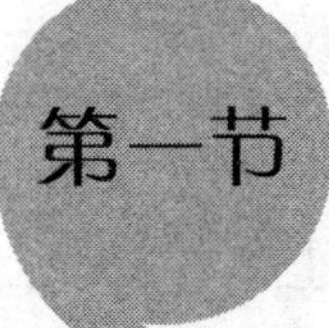

第一节 关于“高血压”，你知道多少

关于“高血压”

高血压是一种以动脉血压持续升高为特征的进行性心血管综合征，它是目前人们最容易患的一种疾病，也是诱发心脑血管病的主因；脑卒中、心肌梗死、心力衰竭及慢性肾脏病是其主要并发症。因此，高血压是一种对人们生活有着巨大影响的疾病。

目前，医学技术逐渐发展，对高血压不但能预防，还可以治疗和控制。假如患者及时就医，按照医嘱服药，是可以降低血压的。这样就可以降低脑中风和其他心脏性疾病的发病概率，还能让患者的身体渐渐强壮起来。

值得注意的是，目前高血压的发病率和发病群体已经发生了一些转变。通常，随着年龄的增长，人患高血压病的概率就会提高。在更年期前，女性得高血压的概率要比男性低一点，一旦过了更年期，女性得高血压的概率就会很快上升，甚至超越男性。对此，我们一定要高度重视。另外，高血压发生的原因还与个人的生活和饮食习惯息息相关。通常来说，摄入越多的高热量、高脂肪食物，得高血压的概率就会越大。

由此可见，我们的生活习惯、饮食结构都与高血压有着密切的关系。但是很多人却对高血压的一些知识不甚了解，有人觉得血压稍

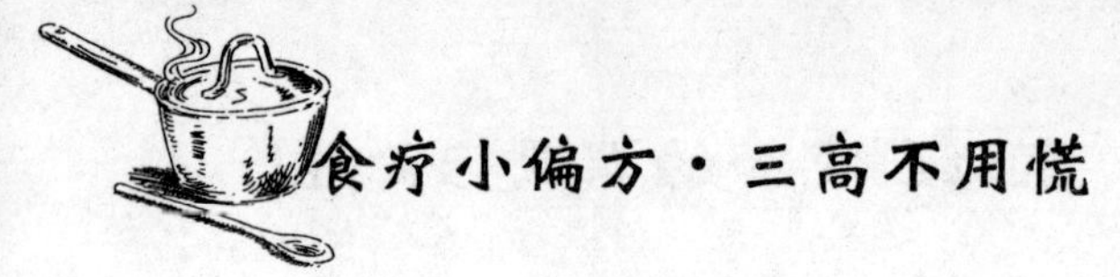

微高一点，没什么大碍，不用担心，但这种想法是错误的。有资料表明，只要人体的收缩压和/或舒张压分别降低1.2k批kPa（9mmHg）和0.53kPa（4mmHg），得脑中风的风险就会降低36%。所以，对于血压稍微高出的那一点，我们不要采取放任的态度，一定起重视。另外还有一种常见情况是：很多患者认为通过服用降压药，血压降下来了，就可以不用吃药了，假如血压又升高的话，就再吃降压药。这种做法是错误的，因为通过服药让血压降了下来，并不能说高血压就已经治好了，只能是说药物有了效果而已。一般来说，患了高血压是要长期坚持吃药的，即便血压稳定下来了，也不能停药，但可以适当地减少药量，避免因停药而出现血压又升高的情况。

高血压是一种常见的慢性疾病，我们一定要树立正确的态度和观念。患有高血压并不可怕，只要坚持按照医嘱服药，就能有效地降低其危害性。假如停药时出现不良情况，就很容易造成血压波动，这样反而对血压的稳定有不利的影响。此外，高血压仅通过药物治疗和控制是不行的。如果患者态度积极，那么对病情是有很大的积极作用的，反之，只会增加病情。所以，患有高血压的人，要在日常生活中，调节好自己的情绪，保持情绪稳定。因为血压的调节和情绪有很大关系，生气、过喜、过悲都有可能导致血压较大幅度地波动。因此，高血压患者应该控制好自己的情绪，这样能起到辅助降压的作用。

高血压的形成因素

原发性高血压是高血压的一种，现在其诱发的因素具体有哪些仍然不得而知。但是人们一致认为：原发性高血压是多种因素让血压失去自调能力而导致的。对流行病进行大规模调查研究得出结论：对发病起主要作用的是大脑皮质功能紊乱和高级神经中枢功能失调。另外，内分泌、体液的变化也对发病造成了一定的影响。外界环境以及自身所受到的打击能够让情绪不稳定、精神紧绷，以致大脑皮质功能失调，血管猛烈收缩，精神失常，最终导致血压升高。

细小动脉不停止地收缩，容易造成小血管无法传输营养，这时脂类也无法流通，慢慢地就会造成小动脉硬化。这样可能会导致血液无法流通到内脏器官，特别是肾的血液供应不足。由此所产生的肾素会加剧阻碍血管的血压的流通，更加让全身的细小动脉快速收缩，这种变化导致的结果肯定是血液增高。同时，也让全身小动脉硬化的程度加剧，慢慢地血压就会有升无降，最终导致血压一直居高不下。

一方面，从医学研究的角度来讲，导致血压升高的因素还有很多。一个原因是心脏泵血的能力突然变强，让心脏泵出的血液增多。另一个原因是大动脉硬化，当心脏泵出血液的时候，它无法扩张。所以，当心脏泵出的血流经比较狭窄的血管时，血压就会升高。这就是老年人易患高血压的缘故了，因为老人的动脉粥样硬化让动脉壁变厚和变硬了。其他原因还有：全身小动脉的不正常收缩。血液循环过程中，液体容量增多。这是引起肾脏疾病的因素之一。肾有问题时，肾脏的功能就会失调，此时，体内多余的钠盐和水分就不能及时排出，这样，循环血液的容量就增多了，血压自然也就增高了。

反之，假如心脏泵的承受力不足，血管扩张或者是体内的液体供应不足，都能让血压降低。以上所说的因素基本都是关于通过肾脏的调节功能以及神经自调系统来调控血压的。

另一方面，根据平日生活的角度来看，年龄、膳食中盐的摄入量和体重等因素与高血压的发病密切相关，下面做出相关说明。

1.年龄因素：年龄越大，患高血压的概率也会越大。高血压的发病率与年龄增长是呈正相关的，另外，过了40岁的人，比较容易患高血压。

2.体重因素：胖的人容易患高血压。

3.遗传因素：患高血压的人中有一半左右是有家族史的。

4.环境与职业因素：身处噪音的生活或工作环境，或从事高度紧张的脑力劳动，都容易患高血压。另外，农村中的高血压发病率远远低于城市。

5.食盐摄入量：吃太多盐的人，也很容易患高血压。每天摄入的食盐少于2克的人，患高血压的概率非常低；每天吃的食盐在3~4克的人，患高血压的概率为3%；每天吃的食盐在4~15克的人；患高血压的概率为33.15%；高于20克的人，发病率为30%。

高血压的分类

根据病因分类

高血压根据病因可分为原发性和继发性两种类型。

原发性高血压：指发病原因不清楚的高血压，大概占90%。很多原发性高血压患者没有任何明显症状，目前很难根治，但是可以预防和控制。一般所说的高血压基本都是是指原发性高血压病。

继发性高血压病：知道血压升高的原因，占5%~10%。继发性高血压的主要原因有肾脏疾病、内分泌疾病、心血管病变以及其他的一些原因。一定要经过检查发现其并不是继发性高血压后才能归类为“高血压病”。针对继发性高血压，最重要的是进行病因分析和治疗。另外，部分患者可通过手术等手段控制或治愈继发性高血压。继发性高血压的病程较短，血压增高明显，病情进展很快，但也有部分是在慢性高血压的基础上突然加剧的。继发性高血压的病因有很多，根据不同的病因和疾病的严重程度，患者的临床表现也不同。

根据血压水平分级

医学上根据血压水平的不同对其进行了分级。

通常，在医学上认为最佳的血压水平应该是16/10.67kPa（120/80mmHg）。

高血压1级：收缩压和舒张压分别为18.67~21.2kPa（140~159mmHg）和12~13.2kPa（90~99mmHg），在这个时候，患者没有明显的症状，仅仅是血压升高而已。

高血压2级：收缩压和舒张压分别为21.33~23.87kPa（160~179mmHg）和13.33~14.53kPa（100~109mmHg），在这个时候，机体可能有明显的症状，如左心房肥厚，心、脑、肾异常等一些人体器官发生病变，但此时，机体并没有什么变化，器官功能仍起作用。

高血压3级：收缩压和舒张压分别大于24kPa（180mmHg）和14.67kPa（110mmHg），这个时候可能心、脑、肾各个器官都有了病变情况，如心力衰竭、脑出血、肾衰竭等发生病变，此时人体器官已经不能正常工作了，任何时候都可能有生命危险。引起继发性高血压病的原因包括皮质醇增多症、肾上腺性变态综合征、主动脉缩窄等，另外比较常见的原因有甲状腺疾病、药物多发性大动脉炎，药物影响主要包括糖皮质激素、拟交感神经药，神经紧张等也有可能是其发病的原因。有的继发性高血压只能通过做手术来治疗，如嗜铬细胞瘤，有的是不需要通过外科手术而采取其他治疗方法的，如：由于主动脉狭窄、主动脉瓣合不全、完全性房室传导阻滞等所引起继发性高血压，另外还有一部分继发性高血压不管通过手术或是介入方法都不能治愈的，唯一的方法就是坚持长期服药，以此来控制疾病的发生。

高血压的表现

在人们日常生活中，由于高血压并没有什么明显的症状出现，因此许多高血压患者都是在发病的时候才获知自己患了高血压。不同的人会有不同的高血压症状，有些患者在早期是没有任何症状的，或症状不是很明显，只是在偶然的身体检查或者其他原因时发现血压升高。而其症状可能跟血压升高的程度又没有什么联系。有的人血压比正常血压水平高不了多少，但有很多症状；而还有一些人呢，血压虽然比正常血压水平高很多，但其症状却不怎么明显。

由高血压引起的常见症状

头晕：头晕是高血压最常见的症状。有些是阵晕，通常是在蹲下或起立时才出现的；有些是持续性的。头晕让很多病人都很痛苦。头晕时，病人会觉得头部很不舒服，影响思考和工作，对周围所出现的事物也没什么兴趣。严重者还会出现类似高血压危象等目眩的症状。

烦躁、心悸、失眠：绝大部分患高血压的人内心都比较急躁、遇到事情容易敏感多疑，情绪不稳定，容易兴奋。经常心悸、失眠，容易因噩梦而被惊醒。导致这些情况的出现，其中部分原因是大脑皮层的功能出现紊乱和自主神经功能失调。

头痛：头痛也是高血压最常见的症状，患者会有钝痛或者是剧烈胀痛的感觉，严重者会感到头就好像要爆裂般的剧痛。这种症状通常是在早上睡醒时出现，起床后多走动或者吃完早餐后症状就会慢慢地减轻。头痛的地方一般都是在太阳穴或者后脑勺。

出血：较少见。因为高血压可能会导致脑动脉硬化，使得血管容易破裂出血。其中经常会出现的情况就是流鼻血，其次是结膜出血、眼底见血等，严重者为脑出血。据调查显示，在很多鼻出血的病人中，大概有80%都患有高血压。

注意力不集中，记忆力减退：早期的高血压患者并不会出现这种症状，或者是这种症状不太明显。但这种症状会随着病情发展慢慢地加剧，令人很苦恼，这也就成为督促患者前去医院就诊的一个原因。其主要表现为注意力很难集中，近期记忆力衰退，经常忘记最近做了哪些事，但是对于遥远童年的记忆却很深刻。

肢体麻木：手指、足趾经常没有知觉，或觉得皮肤表层有虫子在爬，或背的肌肉有酸痛、酸胀感。有些患者的手指不听使唤，但经过适当治疗后，情况会好转；若觉得肢体经常有麻木感，时间又长，且经常出现在某一肢体，如手指，并且伴有浑身乏力、抽筋等症状时，就应该马上到医院去检查了，预防更严重的症状出现，如中风。

总之，当病人突然有状况不明的头晕、头痛或以上所提及的其他症状时，就要想到是不是得了高血压病，并立刻进行血压测量。

高血压的诊断标准

世界卫生组织（WHO）建议使用的血压标准是：凡正常成人收缩压与舒张压分别不大于18.6kPa（140mmHg）和12kPa（90mmHg），也就是说收缩压在18.9~21.2kPa（141~159mmHg）之间，舒张压在12.1~12.5kPa（91~94mmHg）之间的称为临界高血压。

血压是否正常，一定要经过多次测量血压才可判断，并且其舒张压连续两次的平均值均大于或等于12.0kPa（90mmHg）才能够诊断为高血压。单凭一次血压升高是无法证明患了高血压的，需要一个时间段去观察。医学上，按照血压升高指数的不同，把高血压分为3级：

高血压1级（轻度），其收缩压和舒张压分别为18.67~21.2kPa（140~159mmHg）和12~13.2kPa（90~99mmHg）；

高血压2级（中度），其收缩压和舒张压分别为21.33~23.87kPa（160~179mmHg）和13.33~14.53kPa（100~109mmHg）；

高血压3级（重度），其收缩压大于或等于24kPa（180mmHg），舒张压大于或等于14.67kPa（110mmHg）。

因为高血压很难与多种疾病，如急性肾炎、慢性肾炎、甲状腺功能亢进、嗜铬细胞瘤、库欣综合征等分辨清楚，所以，为了准确检测出高血压的情况，一定要仔细、谨慎。

高血压病人的初次体检

应尽可能包括以下内容。

1.血压。要把两侧的血压进行比较，然后确定。

用比较高的一侧的血压数值。假如在比较两侧血压时，发现其差值＞2.67kPa（20mmHg）的话，就说明较低的一侧可能是某一部位血管的收缩度过大，造成血管变窄。

2.观察颈部、腹部是否异常，这样就能够把继发性高血压排除。

3.利用一些眼部检测仪器观察视网膜的变化情况。因为一旦视网膜动脉发生改变，就意味着身体内的小动脉异常，高血压外周小动脉硬化的程度越深，表明心脏要承受的压力越大。

4.身高、体重和腰围。肥胖，特别是向心性肥胖，是患高血压最为重要的一个原因，民间有一俗话“腰带越长，寿命越短，”说的就是这个道理。

5.做心肺检查以及神经系统检查等，看有没有其他的心脑血管并发症。

高血压病人的常规检查

包括以下内容。

1.血尿常规。假如有血尿、贫血等症状出现，那么就应该想到是不是患了肾性高血压，或由于高血压病的原因，让肾功能严重受损。

2.血生化。假如有肝肾功能、血钾、血钠、血脂、血糖等情况出现。那么就应考虑继发性高血压。进行肝肾功能的检查，会让医生更加确定给病人用什么降压药；而进行血糖、血脂的检测，能更好地了解是否有心脑血管病以外的并发症。

3.心电图。能够较好地了解病人的心脏是否受到高血压而带来的不良影响。

有条件的高血压病患者，可进一步选做以下检查

1.动态血压24小时监测。这项检查既能如实地反映出血压在各个时间段的情况，还能很好地反应血压在一天内所发生的变化的特点和规律。

2.超声心动图检查。这项检查可以让我们更加清楚地了解心脏的结构与功能。

高血压的并发症

高血压是人体健康的一大杀手，主要是对人的三大器官：心、脑、肾有很大的影响。

1.心脏：高血压能让左心室肌壁逐渐肥厚，引起心力衰竭，严重的话，还可导致心绞痛和心肌梗死。血压一直都很高的话，心腔扩张就会显著，最后成为高血压性心脏病。

2.大脑：高血压会使脑动脉硬化，容易导致中风、脑出血和脑梗死。

3.肾脏：高血压会导致肾动脉硬化，对肾功能有很大的影响，严重的话会引发尿毒症。以上所提到的疾病，往往是要到严重时期才能发现一些症状。医学上把高血压患者的这些重要器官受到的损害，称为高血压三期。

之所以会引起上述并发症，主要原因还是高血压让主动脉发生了变化，特别是引发全身小动脉硬化，从而对组织器官的血液供应产生了巨大影响，造成各种严重后果，成为高血压病的并发症。高血压通过改变人体重要器官的正常运行，造成“恶性循环”，严重影响人们的身体健康。

从引起并发症的具体因素以及表现上看，可以归纳出高血压常见的并发症有以下几种。

高血压危象：此病在高血压早期、晚期都可能出现。酷热、寒冷、紧张、停药等都有可能引起小动脉出现强烈的痉挛情况，从而导致血压骤升。此病发生时，伴有头痛、目眩、心烦、呕吐、气急以及视线不清等严重症状。

慢性肾衰竭：高血压对肾脏的危害性极大。在实际病例中，高血压合并肾衰竭大概占10%。二者相互影响，导致恶性循环。一方面，高血压导致肾脏功能受到损害；另一方面，肾脏功能的受损会引起高血压病情加剧。在疾病晚期，由于大量肾单位遭到破坏，导致肾脏排泄功能下降，身体内部出现紊乱，最终导致自体中毒，出现尿毒症。

脑血管病：主要有脑血栓、脑梗死、脑出血等。脑血管意外又叫中风。说到中风，人人都会谈之色变，这种病来得很急，很容易导致死亡。中风属于急性脑血管病中最厉害的一种，它发生的概率与高血压患者的血压呈正相关。如果高血压患者的脑动脉硬化程度较大，再加上一时的情绪不稳定，那么病人的血压就会突然升高，脑血管就会破裂。这个时候，患者会昏过去，这就是中风。

冠心病：冠心病是一种由冠状动脉器质性（动脉粥样硬化或动力性血管痉挛）狭窄或阻塞引起的心肌缺血缺氧（心绞痛）或心肌坏死（心肌梗死）的心脏病，也称为缺血性心脏病。长期的高血压能够让动脉粥样硬化。而由冠状动脉粥样硬化所导致的心脏病是动脉粥样硬化引起器官发生病变的一种特殊而又常见的类型。

高血压心脏病：高血压患者的心脏会发生变化，由高血压所引起的左心室肥厚和心腔扩张就是高血压心脏病。这种病是因为血压持续过高，无法抑制所导致的，危害性极大，会有性命之忧。

高血压脑病：此病一般发生在重度高血压患者身上。临床表现主要有：头阵痛、呕吐、意识涣散、精神错乱，严重患者可能有昏迷和抽搐情况发生。

容易引发高血压的因素

高血压根据病因可分为原发性高血压和继发性高血压两种，原发性高血压病因不明，很难根治。继发性高血压是由于某些特定的疾病或病因引起的血压升高，约占高血压的5%。那么引起高血压的因素有哪些呢?

引起高血压的因素有很多，包括心理的、生理的、社会的因素等，主要有以下几大因素。

1.肥胖。胖的人比较容易患高血压病，患病概率是体重正常者患病率的2～6倍。肥胖还容易引发很多疾病，所以一定要注意体重问题。

2.地区差异。在不同地方居住的人群的血压水平是不同的，如中国南北方的差异，在北方地区居住的人群的收缩压的平均数远高于南方地区，因此患病概率也比南方高。导致这种差异的原因可能有气候条件、生活方式、饮食习惯等。

3.吸烟。长期吸烟能引起小动脉持续收缩，形成小动脉硬化，引起血压升高。

4.性别和年龄。在35岁之前，女性患高血压的概率比男性低；35岁之后，就反过来了，女性患高血压的概率高于男性。但不管男女，年龄越大，越容易患上高血压。

5.遗传。高血压具有明显的家族聚集性，约60%的高血压患者有高血压家族史。很多学者、专家觉得高血压是多基因遗传的。如果父母都是高血压患者，那么其子女患高血压的概率较高。不仅血压升高发生率有遗传，而且在血压高度、并发症发生以及肥胖体质等方面也有遗传性。

6.职业。不同职业的人患高血压的概率不同，通常来说，从事脑力劳动或长期处于紧张工作状态的人群患高血压的机会比从事体力劳动的人群要高很多，而城镇居民患高血压的概率也比农村居民要高一些。

7.饮食。摄入过量的食盐、酒精，长期过量喝咖啡，饮食中过多摄入饱和脂肪酸、高热量食物，饮食中钾和钙摄入量过低，优质蛋白质的摄入量不足，都是血压升高的危险因素。

8.精神刺激。整天精神都紧绷职业发生高血压的可能性较大，长期生活在噪声环境中的人患高血压的较多。另外不良的精神刺激、经济条件、文化水平、性格等因素也有可能对血压水平造成一定的影响。

9.其他因素：引发原发性高血压的其他原因还有口服避孕药等。

上述所提及的引发高血压的因素都是很常见的，除了年龄我们无法掌控外，其他的都可以在日常生活中多加注意。高血压是一种长期的、慢性的疾病，因此要根据引起高血压的因素做到及时发现、及时治疗，防止病情的发展。

容易引起高血压的生活细节

小细节决定大健康！生活中一件小事就有可能破坏人的身体健康环境，使人生病。高血压的发生和人们不良的生活习惯息息相关，因此我们要重视。

洗澡

很多老年高血压患者的发病意外都是在洗澡时发生的。主要原因是老年高血压患者的血管舒缩和体温调节能力较差。身体触及冷热水时，血压很容易出现较大波动，从而引起心脑血管意外。因此，老年人洗澡的水温要适宜，洗澡时间也要控制好。

洗头

很多人在洗头时，身体都是站立、上身向前倾，这种姿势对于那些没有疾病的人来说并没有什么危害。但是对于高血压患者来说，有很大的危害。这种体位能让心肌耗氧量增加，前倾的幅度越大，危险性就越大，很容易引起高血压发作，严重的话，还会造成心绞痛或心肌梗死。所以，患有高血压的人在洗头的时候，最好是请别人帮忙洗头或采取仰卧位洗头。

性生活

研究证明，在进行性生活时，由于情绪激动、心跳加快，血压会有明显升高的迹象。所以，高血压患者过性生活时，动作不能过急、过激。通常来说，轻度高血压患者在进行性生活时可以和正常人一样；中度高血压患者在进行性生活时，必须要在服用药物的前提下控制好性生活的次数，不能过度；重度高血压患者，不能过性生活。通过治疗后，情况有所减轻后，再咨询医生能不能过性生活。

排便

蹲下排便时，因为腹部的压力增加，血压就会突然升高，心肌耗氧量也会加大。尤其是便秘时要屏气用力，血管收缩，由此很容易造成脑部血管破裂出血，从而发生脑血管意外。日常生活中，经常有老年高血压患者在厕所里发生脑卒中，轻者昏迷不醒、偏瘫，重者造成死亡。因此，高血压患者在平时的饮食中要多吃粗粮、蔬菜，多喝蜂蜜水，以保持大便通畅；另外，每天要定时排便，避免便秘。

极度兴奋

人在情绪不稳定，如大悲、大喜等时，都可让血压突然升高，心率加快。所以，高血压患者要保持情绪稳定，避免生气发怒，忌过悲或过喜。

看刺激性强的电视

人们在观看紧张、恐怖以及悲伤情节等画面时，血压很容易升高，心率也会加快，很容易引发高血压和脑血管等意外。所以，患者（尤其是老年患者）看电视时，应选择一些轻松的、娱乐度较轻的电视节目。

突然扭动头部和颈部

高血压等心脑血管疾病的患者，通常都有颈动脉硬化的症状。假如突然扭动颈部的话，很容易引起大脑供血不足或者是颈动脉硬化斑块脱落，造成急性脑栓塞。因此，高血压患者在进行锻炼时，切记不要突然扭动、活动颈部，以防发生意外。

第二节 高血压患者需要哪些营养

高血压与营养素

高血压是一种长期的、慢性的疾病，早期没有什么特殊情况出现，通常表现为头晕、易疲劳、心悸等。大概有20%的患者没有明显症状，只有在出现心、脑、肾等病变时才检查得出来。部分患者病情很急，舒张压一直都超过17.33kPa（130mmHg），有蛋白尿、血尿等情况出现，使肾脏严重受损，假如不及时治疗的话，会有生命危险，甚至猝死。

研究证明，通过调节体内营养素的含量能有效地抑制和治疗高血压。

钙与高血压的关系

近10年的研究认为，膳食中钙不足可使血压升高。有40%的高血压患者通过摄入大量钙质，其血压可逐渐恢复正常水平。钙有助于松弛血管等，长期补充钙质对预防高血压有很好的效果。

元素锌、镁与高血压

有研究证明，锌与血压有关，增加锌的摄入有利于高血压的防治。

另一种微量元素镁也有同样的作用。镁是人体内不可缺少的微量元素之一，有保护心脏血管的功能，在医学上被称为“心血管卫士”。人体一旦缺镁，就有可能导致心率不稳、心肌坏死和钙化等。轻、中度高血压患者可以通过补充镁来降低血压。静脉注射镁制剂也能够使血压降下来。

一氧化氮与高血压

一氧化氮有降低血压的功效。但受到人的器官老化、高血压、高脂血症、吸烟等因素的影响，使一氧化氮的生成能力下降，容易导致血压升高和动脉硬化。

维生素C辅助治疗高血压

高血压患者可以通过服用维生素C来降压，维生素C不仅能预防脑出血，还能降低血管破裂的可能性。

经验证，每天服维生素C300~900毫克，能保持血管通畅，另外对防治动脉硬化也有很大的作用。

补钾与高血压防治

我国人民膳食结构高钠低钾是高血压高发的因素之一。临床研究证明，限钠补钾可使高血压患者血压降低。

高血压患者要补钾，首先应该从食物下手。要多吃一些含钾多的食物，以此来增加钾的摄入量。如：菠菜、油菜、苹果、西瓜等。补钾不能一蹴而就，要慢慢来，尤其是不能用静脉推注氯化钾去补钾，不然可能会有生命危险。

银杏与高血压

银杏可防治高血压。银杏叶中含有两大类重要的药理活性作用物质，分别是银杏萜内酯和银杏黄酮甙。它们的药理作用机制和目前临床的一些医药有很多不同的地方。

第一，银杏萜内酯是血小板活化因子的天敌。血小板活化因子是诱发心脑血管疾病的重要因素，尤其是心肌梗死、中风的一大杀手，危险性极高。

第二，银杏黄酮甙是对抗和消除自由基的武器，还有延缓衰老的作用。多年实践得出，银杏叶对于防治早期老年痴呆症有很好的效

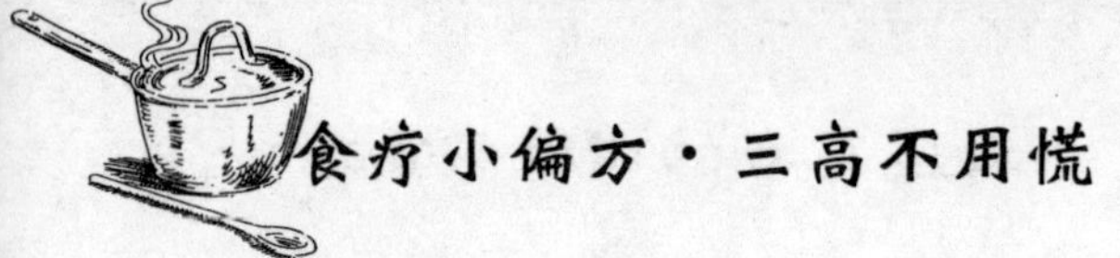

果，特别是对于恢复和改善记忆力有很大的帮助。

第三，用银杏叶提取出来的制剂对于心绞痛、高脂血症、冠心病及脑震荡等患者都有很好的功效，且没有什么副作用和不良反应，是目前被人们广泛接受的保健药物。

如何从饮食上预防高血压

“人是铁，饭是钢，一顿不吃饿得慌。”饮食，从来都是人们生活的重中之重，与健康息息相关，尤其是高血压患者，饮食更应注意。不良饮食习惯是高血压的致病主因之一，这一点已经得到了中西医的一致认同。合理良好的膳食习惯是预防高血压的有效手段，如果做到“减肥、减压、低盐、限酒”这八个字，高血压将不会成为你的烦恼。其具体做法如下：

1.高热能、高胆固醇、高脂肪的食物不吃，控制蛋白摄入量在每天每千克体重1克以内，多吃瘦肉、豆制品、鱼等。不并发高脂血症的患者一天可吃一个鸡蛋。

2.食用油尽量选用豆油、玉米油等植物油，忌荤油和油腻食物。

3.多吃富含纤维素和维生素的水果、蔬菜，宜饮清茶，忌浓茶、浓咖啡，少食辛辣食品。

4.低盐。普通患者，摄盐量控制在每日6克以内，而老年患者则不能超过4克。

5.饮食节制，不过饱，少吃甜食，控制体重，勿超标。尤其是老年高血压患者，热量的摄入应该为正常标准的80%~85%。

6.多补钙。患者日摄入1克的钙，连续八周，效果显著。

7.严控饮酒。平日，高血压患者要严控饮酒，日饮酒量不得超过50毫升，忌酗酒。

8.多吃糙米、玉米等粗、杂粮，少食精制米面。烹饪宜用蜂蜜、红糖，尽量避免用白砂糖、绵白糖。

高血压患者宜食以下4种水果：

苹果

功能——健脾养胃，润肺生津，醒酒除烦。

主治——有效预防胆固醇升高。冠心病、高血压、动脉粥样硬化症患者宜常年进食苹果，日进食中等大小苹果1~2个。

山楂

功能——富含钾元素，煎汤服用有良好的降压效果。

主治——山楂也含有大量的钙，食用山楂有益于钙的代谢平衡，降压止咳。

香蕉

功能——富含碳水化合物、粗纤维等多种矿质元素，脂肪低，营养丰富。

主治——香蕉中含有丰富的钾离子，对钠盐过量导致的血管损伤与升压有良好的抑制效果。适量摄入高钾食品能很好地调节钾钠比，减少机体对钠盐的吸收，保护心肌细胞。

西瓜

功能——西瓜汁富含各类营养元素，无脂肪。

主治——西瓜富含瓜氨酸和精氨酸，有利于宽中下气、利尿降压。

另外，核桃仁、红枣、草莓对预防高血压也有良效。

高血压患者宜食以下4种蔬菜：

苦瓜

功能——苦瓜性凉，可涤热祛暑、清心明目、益气解毒、除热解乏。能有效治疗心烦易怒、中暑、头痛风热等病症。

主治——苦瓜富含大量的维生素C，能有效防治冠心病、高血压等疾病。

芹菜

功能——性凉味甘，能祛风清热、利湿平肝、止咳、提神。

主治——芹菜富含丰富的蛋白质、钙、铁及多种维生素，长期食用可安神、醒脑、降血压、降血脂、软化血管，对高血压和脑动脉硬化有良好疗效。以鲜芹菜榨汁加白糖食用，对高血压的预防效果明显。

平时人们只吃芹菜的茎，其实最宜根、茎、叶一起清洗食用。

冬瓜

功能——祛风利湿、清热解毒、消痰舒心、宽胸益颜。

主治——冬瓜低钠高钾，具有显著的降压效果。

芦笋

功能——芦笋低脂肪，富含维生素和胡萝卜素。

主治——芦笋富含胆碱、精氨酸和丰富的维生素，有利于维护毛细血管的生理功能和弹性，能有效治疗高血压。

另外，预防高血压还宜食用西红柿、黑木耳、茄子等。

高血压患者的膳食规划

食疗指的便是通过合理的膳食，调节身体机能，从而对某些疾病起到一定的缓解治愈作用，高血压正是这些疾病中的一种，那么，高血压患者又该食用什么来降压呢?

1.适当食用豆制品、鱼类等高蛋白低脂肪的食物，对日摄入脂肪量不超过50克的恶性高血压患者十分有益。

2.纤维素、维生素C等对加强血液循环和排出体内过多胆固醇有奇效，所以，高血压患者宜多吃富含这些营养物质的水果和绿色蔬菜。

3.钙元素对降压有着很好的作用，高血压尤其是恶性高血压患者宜多吃含钙丰富的豆奶制品、绿色蔬菜和海产品。

4.红薯等薯类及玉米、燕麦等粗粮富含膳食纤维，对体内多余胆固醇的外排作用显著，宜多食。

5.养成良好健康的饮食习惯，多餐少食、定时定量，每顿做到七八分饱就可以。

如上所述，高血压患者可以依次做出合理的膳食规划，例如每日食谱可以如下：

早餐：豆浆（或低脂去脂牛奶）250毫升，新鲜时令水果或蔬菜150克，杂粮馒头（或玉米面发糕、杂粮粥等）。

午餐：清蒸鱼（100克），蔬菜汤，炒茄丝（100克），馒头或米饭100克。

晚餐：海米炖豆腐（海米15克，香菇25克，豆腐100克），西红柿炒圆白菜（西红柿50克，圆白菜100克），馒头或米饭100克。

一天中做菜宜用油量为10克，经济条件允许的话可以以橄榄油等搭配使用。

每位患者都宜根据自己的具体情况和医师一起制订具体的膳食规划，不过，患者一定要注意要以“宁淡勿浓、宁饥勿饱、宁素勿荤”为原则，饮食务求清淡。

哪些饮食习惯容易助长高血压

体重因素、营养因素、遗传因素、精神因素、心理因素等诸多因素都可能是导致高血压发病的诱因，其中遗传因素造成高血压的发病概率却很小，而不健康的饮食习惯和生活方式才是罪魁祸首。

不良习惯1：常喝酒

酒精的刺激，极易造成人体血清脂蛋白增高、心跳加速等症状，这对控制血压不利。再加上喝酒会加重冠心病、高脂血症等高血压并发症，其害处可想而知。而且，酒精会产生大量的热量，这些热量贮藏人体变成脂肪，使人肥胖，而肥胖正是高血压的致病主因之一。

不良习惯2：高脂肪的膳食

过多地摄入脂肪，会造成人体肥胖，诱发高血压，而高血压时常还伴有冠心病，此外高胆固醇和高脂肪还是动脉粥样硬化的致病主因之一，所以高血压患者切忌摄入过量的脂肪和胆固醇。尤其是有冠心病和高脂血症的患者，更要少食或不食用肥肉、乌贼、动物内脏、蛋黄等富含动物脂肪的食物，以免造成高脂蛋白血症，使高血压病情加重。

不良习惯3：多吃盐

每个人每天都要吃盐，盐吃多了就会口渴，口渴了自然要喝水，而大量的水分摄入，却会造成人体中血液的含量增加，这样一来，血压也就会随之升高，所以说，高血压患者一定要严格控制盐的摄入量。这么说并不是让读者们以后不吃盐、不喝水了，其实只要血液中的盐不过量，不需要水来稀释盐分，血液中不会有多余的水，所以吃盐是必需的，但多吃盐却是切忌的。

不良习惯4：常吸烟

尼古丁是烟草中富含的一种不良物质，在它的刺激下，心脏和肾上腺会分泌许多儿茶酚胺，致使人体血压升高、心跳加速、血管收缩。日吸烟量过多，在尼古丁的作用下，会发生小动脉的持续性收缩，长久可能造成小动脉硬化。另外，常吸烟还会造成低密度脂蛋白和血胆固醇的升高，影响血脂代谢，加快动脉粥样硬化，从而引发心肌梗死、急进型恶性高血压等疾病。

以上不良生活习惯都是极易被我们忽视的，如果能够改掉这些习惯，高血压就会远离我们。

高血压患者饮食中的注意事项

高血压患者在日常饮食中要注意什么呢？一般来说，有以下几点。

第一，控制蛋白质的摄入量。一般说来，患者每日每千克体重的蛋白质摄入量应为1克，尤其是肾功能不全的患者更应注意控制。另外，为了增强血管的通透性及弹性，患者每周可以食用2~3次海鱼，这样对钠的排泄有利，间接地对降低血压起到了良好的效果。

第二，多食用淀粉、玉米等含复合糖类的食物，少食用果糖、蔗糖等含单糖的食物，控制脂肪摄入量。做菜时，宜用植物油，少用动物油，另外，还可以多吃海鱼。海鱼体内富含不饱和脂肪酸，可氧化胆固醇，以达到降胆固醇、防中风、抑制血栓等目的，还有，海鱼中的亚油酸，能提高微血管弹性，有效防治一些高血压并发症。

第三，多食用新鲜果蔬和海产品。水果每天食用应在100~200克，新鲜蔬菜至少400克，另外，海产品中的海鱼、海带、紫菜对降压效果良好，应多食。

第四，严控盐类摄入量。5克，是高血压患者精盐（含烹调用精盐以及其他食物中含钠的总量）日摄入量的极限值。

第五，多食用土豆、海带、牛奶、茄子、虾皮等富含钾、钙且低钠的食物，少食用有含氮浸出物的肉汤，以免造成体内尿酸增加，加重内脏负担。

第六，对心律失常、动脉粥样硬化、高脂血症等疾病，多不饱和脂肪酸有一定的防治作用。另外，DHA对降低心肌兴奋性、稳定心肌细胞膜电位、降低异位节律的发生频率有特效。此外，α-亚麻酸在抗血凝、抗血栓、降血脂、抗癌、抗心律失常等方面有特效。

高血压患者的进补方法

高血压发病的原因很多，高血压的症状也因人而异，不同症状进补方法自然也有区别，详细如下。

1.因阴虚火旺出现头晕、便秘、烦躁不安、面红、血压升高的患者，尤其是更年期女性患者宜服用六味地黄丸、黑芝麻、胡桃肉、杞菊地黄丸等；当然也可用温开水一天两次冲服一茶匙剂量的浓药汁，这些药汁，可用等份的仙茅、仙灵脾、知母、当归、巴戟、黄檗煎成。

2.出现心慌、失眠、心烦等因用脑过度、心火偏盛引起的症状时，患者可选择内服补心丸、朱砂安神丸和宁心安神丸等。

3.常伴有失眠、眼花、口干舌燥、头晕、腰膝酸软、心烦等肝阳上亢、肝肾阴虚症状的患者可内服首乌片、六味地黄丸、杞菊地黄丸，也可使用平肝补肾的药物，如桑寄生、阿胶、枸杞、杜仲、制首乌等。

4.对因气血两亏而导致面色苍白、健忘、神疲乏力、头晕失眠等症状的患者，尤其是患有贫血的患者，可用温开水每日3次冲服一茶匙剂量的党参、参芪膏等；可适量煎水内服党参、炙甘草、白术、当归、黄芪等；还可以用适量龙眼肉泡茶饮用或者用党参、北芪各10克炖瘦肉食用。另外，收缩压在22.6kPa以下的患者，有一定经济基础的话，可以适量服用一些性偏凉的生晒参，效果会更好些。

其实，不管是什么类型的高血压，适量食用一些滋补性的食物，于调节气血阴阳、稳定血压都是有益无害的，这其中，又以灵芝，尤其是长白山灵芝的滋补效果最佳。

进补也要因病制宜，另外，还要注意，不要沾染辛辣食品，少吸烟喝酒，控制盐摄入量，多吃新鲜果蔬等滋阴食物。再者，适量加强体育锻炼，打打太极、散散步，保持心情舒畅，合理饮食、劳逸结合，对缓解病情、治疗高血压效果显著。

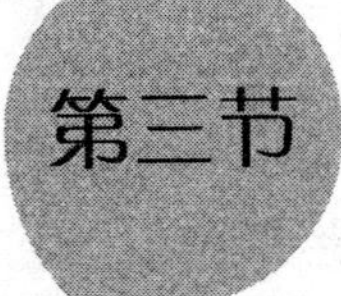

第三节 高血压患者，请这样吃

高血压的饮食降压备忘录

日饮1~2杯牛奶可燃烧脂肪,防治高血压

营养学研究表明，乳制品对于燃烧体内脂肪有明显效果，多吃有益身体健康。曾经有人做过一个实验，安排两组高血压患者，一组饮食正常，另一组则一天多喝两杯酸奶，使受试者体内乳来源钙的含量从400毫克的正常值升高到了1 000毫克，结果证明，该组患者平均体重下降5千克，血压较之另一组也要平稳许多。原因就在于，钙有助于脂肪的燃烧，能抑制肥胖，从而利于降压，所以，多食用牛奶、奶酪、酸奶等乳制品对防治高血压有良效。

据调查，我国居民的奶类摄入量人均每日仅为26.5克，与100克的日均奶类摄入量建议值还存在着相当的差距，伴随着高血压在国内的多发，许多专家学者已经清楚地意识到了在慢性病的防治中牛奶的重要性。

综上，做好合理的膳食规划，每日食用三份乳制品，或者坚持饮用200克左右（1或2杯）牛奶，使脂肪燃烧，对防治高血压非常有益。

高血压患者应少吃鸡蛋

鸡蛋中虽然富含蛋白质，可也同时富含胆固醇，胆固醇增高是

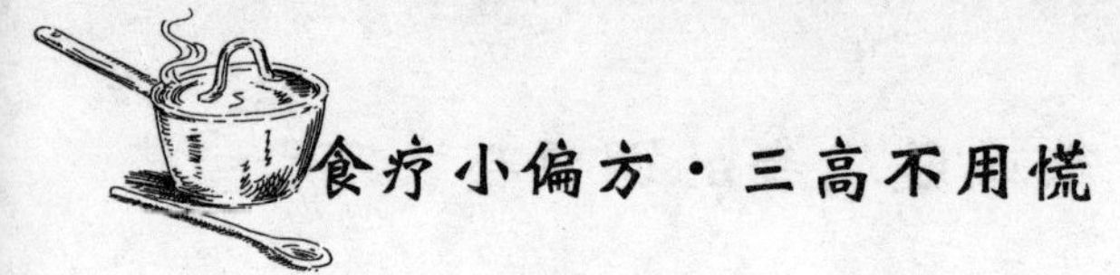

高血压、动脉硬化、心肌梗死等心血管疾病的发病主因之一，所以，对于会致使血压升高的鸡蛋，高血压患者还是敬而远之为好。

营养学研究发现，蛋黄中含有大量胆固醇，过多食用鸡蛋不利健康，尤其是对女性而言，甚至其造成的隐患可能致命。

多吃鸡蛋会使人体胆固醇含量增加，容易致使血管硬化、血压升高，但这不代表着患者不能吃鸡蛋，鸡蛋中的卵磷脂其实对胆固醇的外排还是有积极作用的，所以高血压患者只要将体内胆固醇含量控制在每百毫升血液中含量在300毫克以下，每日食用一个鸡蛋，有益无害。但切忌多吃。

“三高、三低、一有”的饮食原则

高钙高钾、高纤维素、高维生素，低盐、低脂肪、低胆固醇，以及限制总热量，饮食有节，即“三高、三低、一有”原则，遵循这一原则，合理规划膳食，抑制肥胖，是防治高血压的有效手段之一。

高纤维素：小米、玉米、面粉、燕麦等粗粮、杂粮中含有丰富的植物纤维素，对胆固醇的外排有益，宜多吃，而少吃精制米面。另外，多吃富含维生素、纤维素的新鲜果蔬也是摄入纤维素的好办法。

高钙高钾：钙，对于调节人体心肌代谢、控制血压、改善血液循环等有良好效果，高血压患者宜多食用酸奶、豆制品、牛奶、虾皮等富含钙的食物，保证充足的钙摄入量。另外，钾盐有利于降压，有利于胆固醇的排泄和促进血管弹性的增强，所以，患者宜适量食用葡萄干、香蕉、银耳、紫菜、黄豆等富含钾的食物。

高维生素：黄瓜、西红柿、芹菜、豆角等蔬菜中含有丰富的维生素B_1、维生素B_{12}和维生素B_2，尤其宜多吃。另外，一些含水溶性维生素，如维生素C等的果蔬也应多吃。这些果蔬含有大量食物纤维和抗氧化维生素，对抑制和缓解高血压病情有良好效果。

低盐：盐摄入过量会导致血压升高，甚至诱发心肌梗死、血管硬化等疾病，对体内各处血管壁都会造成直接伤害，所以，高血压患者为了病情的稳定一定要严格控制钠盐的摄入量。

低胆固醇、低脂肪：动脉粥样硬化一般都是高脂肪、高胆固醇引发的，而且过量的脂肪摄入，还会造成肥胖症，从而诱发高血压，另外长期食用高胆固醇食物，也会造成患者体内脂质沉积，从而诱发高脂蛋白血症，愈加加重高血压病情，所以保持双低很重要，此外，高蛋白也会引起血压的升高，所以，患者蛋白质的摄入量也要限制，尽量适量。

限制总热量，饮食有节：怎样做到限制总热量，饮食有节。何谓饮食有节，即不暴饮暴食、定时定量、不过饱过饥，另外，不挑食、不厌食、不偏食，食物营养搭配要合理，种类要全面，不要造成营养过剩营养或不良。

高血压患者避免食用的食品

民以食为天，面对美食，能够抵御住诱惑的高血压患者其实不多，再加上久坐的工作生活方式，让他们在控制血脂方面困难重重。这里，我们为一些血脂升高、肥胖的患者，量身打造了一盏“食物信号灯”，详细如下：

红灯食物。所谓红灯食物，也就是高血压患者绝对不能吃的食物，这些食物主要是指富含动物性油脂的食物，如猪油、羊油、牛油、肥肉、皮脂、奶油等；胆固醇过高的食物，如蟹黄、虾卵、动物内脏（肝、心、脑、肾等）、鱼卵等，以及过量油脂烹调的食物，如炸糕、炸薯条等油煎、油炸的食物和方便面、油炸薯片、奶油蛋糕等用棕榈油、椰子油、氢化奶油烹制的食物。

黄灯食物。顾名思义，这类食物，可以吃，但要适量，虽然这些食物中大多都富含营养，但吃多了，却会造成高血压病情的加重。这些黄灯食物，主要是指腰果、瓜子、核桃、花生等含有大量油脂的坚果和种子类食物，对这些食物，日食用量不得超过20克，即手心一小把的量。另外，烹调用油也可适量采用花生油、橄榄油、大豆油、玉米油、葵花籽油等植物油，但用量一定要控制在每日每人20~25克之间，即白瓷勺三勺左右。

绿灯食物。一个“绿”字，已经彰显了其健康的本质，绿灯食物，如海带、绿叶菜等，都能降血压、降血脂，同时对抑制心血管疾病发病、调节血脂平衡都有良好的作用。其中，大麦、燕麦等富含水溶性膳食纤维的粗杂粮和各类富含果胶成分的水果更能够有效增强胆固醇的外排，降低血液中胆固醇的浓度。另外，大蒜、洋葱等富含硫化合物的食物，绿叶蔬菜等富含镁元素的食物，海带等富含碘元素的藻类，还有富含植物性化学物质的木耳、香菇等对高血压都有着相当的疗效。

说得详细些，高血压患者的饮食务求清淡，应常食用菠菜、面筋、各类豆制品、茄子、各色豆类、荠菜、紫菜、木耳、芝麻等富含植物性蛋白质的食物，和白菜、海蜇、洋葱、荸荠、胡萝卜、山楂、芹菜、大蒜、香蕉、海带等降血脂降血压的食物。当然了，为了保持身体营养充足，排骨、鳜鱼、肉片、黑鱼、肉丝、青鱼、牛肉等荤类食物还是可以适量食用的，另外，家里烧菜的话，尽量少用动物油，多用植物油。

甜味食品、高胆固醇类食品和动物油脂类食品，例如猪腰子、鱼子、蛋黄、猪肝、螃蟹、鱼肝油、猪脑、糖果、点心等都是高血压患者宜忌的食物。另外，朝天椒、辣酱、辣椒、胡椒、辣油等辛辣的食物也应尽量少吃，最好不吃。腌渍食品能不吃就不吃，烹调多清淡，用盐量最多为5克。还有土豆、干豆、薯类等易产气的食物绝不能吃。当然，在平时生活中也要注意，像咖啡、浓茶、酒、烟、可可等容易导致人兴奋的东西最好别碰。特别要说明的是，肥胖的高血压患者还要多吃果蔬、节制食量，更要戒烟、戒酒（尤其是烈性白酒），哪怕是狗血、公鸡等温补性较强的食物也不能吃，而且，早晨起床的时候最好多喝水。

限制钠盐摄入的小窍门

据权威部门研究发现，正常人日盐摄入量以6克为最佳，而高血压患者，以临床实验来说，日盐摄入量以4 ~5克为适宜，所以，为了患者的健康着想，钠盐的摄入必须严控，当然，与此同时，我们也不能忽略了饮食质量，要如何做呢，其实窍门很多：

油脂的利用：在用植物油烹调的时候适量加入柠檬片，愈显食物风味。

中药材的利用：在食物中放入红枣、当归、黑枣、枸杞等药材，以增风味。

酸味的利用：在做菜的时候适量放入糖、醋，可以让食物酸甜可口，另外，在烹饪的时候，加入苹果、西红柿、柠檬、菠萝等亦可增味不少。

佐料的利用：葱、姜、蒜、花椒、酒、八角、胡椒等佐料的使用可以在烹饪中增味。

香味食材的利用：烧菜的时候，加入草菇、海带、洋葱、香菜等香味食材能使食物美味骤增。

烹饪方法的利用：煮、蒸、炖、炒等各种不同方式烹调出的食物，美味不减，更能保持食物原有的鲜香。

要特别说明的是，钠盐中的含钠量为整体的百分之四十，以此为基础，我们换算出了其他调味品中的钠含量以供参考：1勺食盐=5勺味精=2勺酱油=12.5勺番茄酱=5勺黑醋。

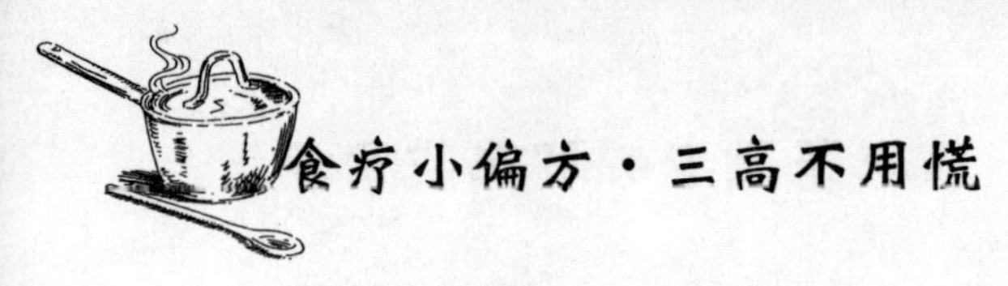

如何选取主食类食品

按照我国的传统饮食习惯，一般将食物分为两大类，主食和副食。这其中，主食多为植物性食物，如五谷杂粮，而副食则多为肉、蛋、奶等动物性食物，实践证明，这样的饮食结构，对人体的营养均衡是有利的。

食物多样化，是营养学上认为营养均衡的首要原则。那么，何谓多样化呢？顾名思义，就是要吃各种食物，如肉类、奶类、蔬菜、粮食、蛋类、油脂类、水果、豆类等，而且，每一类别的食物也要做到吃不同的类型，如粮食，不仅要吃精制米面，还要吃玉米、荞麦、小米、燕麦、高粱等粗、杂粮。同样，肉类也是一样，牛肉、鸡肉、羊肉、猪肉、鸭肉、兔肉、鱼肉等可多样化食用。“五谷为养，五果为助，五畜为益，五菜为充”是《黄帝内经》中提到的养生之道，这其中，五谷被普遍认为是指小麦、稻米等细粮。而我们常说的粗、杂粮则指的是燕麦、小米、玉米、薯类、高粱等除稻米、小麦外的其余粮食作物。

粗、杂粮中富含大量被称为“第七营养素”的膳食纤维，膳食纤维对血胆固醇水平的降低以及肠道吸收胆固醇效率的降低都有着相当明显的作用，另外，膳食纤维还能加快胆汁的外排，对高血压、冠心病、结石症的防治效果显著，而且，日常饮食中多摄入膳食纤维，对改善“三高”（高蛋白、高热量、高脂肪）的饮食结构，保持身体健康，预防高血压、高脂血症、冠心病、糖尿病、肥胖症等疾病的多发都有着很重要的作用。

另外，粗、杂粮中不仅富含钙、铁、锌、镁等微量元素，还富含生物类黄酮、钾、叶酸、钙、维生素E等多种营养元素，这些元素，对高血压的防治都有着非常良好的效果，因此中老年人，尤其是高血压患者，对粗、杂粮的偏爱是越来越明显了。

也正因为如此，我们来详细介绍一下常见的几种粗、杂粮。

黄豆：黄豆含有一种能够降血脂、降血胆固醇的物质，名为皂素。所以经常食用黄豆及豆制品对于防治高血压效果良好，另外醋浸的黄豆对于肥胖症和高血压的治疗效果更加显著。

甘薯：甘薯之中含有一种能够延缓衰老、保持皮肤细腻、类似某种雌激素的元素，而且还含有一种黏蛋白。这种黏蛋白，混合了蛋白质和多糖，能有效减轻人体疲劳，促进胆固醇外排，增强人体免疫力，保持血管弹性，对防治高血压、动脉硬化等疾病有着特殊疗效。另外，生吃鲜甘薯，还可以有效地降血脂、降血压，有效防治高血压。

燕麦：燕麦富含亚油酸，亚油酸对于胆固醇的升高有很好的抑制作用，研究表明，每日食用60克燕麦，一年就能降低3%的胆固醇，所以，每天都喝上一碗燕麦粥，对防治高血压和减缓心脏病死亡都是极有益处的。

荞麦：荞麦富含芦丁。芦丁，是一种既能够保护血管，又能够降低血胆固醇含量的营养物质，对防治高血压有奇效。居住在喜马拉雅山南麓的尼泊尔人，常年以荞麦面和其茎叶为主食，所以，其地居民，患有高血压的少之又少。

蔬菜类，最好吃哪几种

新鲜蔬菜，尤其是黄瓜、西红柿、豆角、芹菜等深色时令蔬菜，不仅富含钙、钾、膳食纤维等营养物质，还富含对防治高血压、高脂血症等疾病有特效的维生素，所以，作为一名高血压患者，多吃蔬菜，不仅能够促进营养平衡，更对病情的减缓与防治有良好的效果。

一般说来，人体每天的蔬菜摄入量应为饮食的25%~30%，像白菜、韭菜、菠菜、黄瓜、油菜、苦瓜、冬瓜、卷心菜等富含维生素B、铁、维生素C、胡萝卜素等营养元素的叶菜类、瓜茄类蔬菜，高血压患者应多吃，日食用量以600~750克为宜，另外，荚豆类、根茎类、菌藻类等富含蛋白质和纤维素的蔬菜也可以适量食用一些，包括山药、芋头、红薯、藕等。

香菇

香菇是高血压患者应多吃的蔬菜之一。香菇富含以亚油酸为主的不饱和脂肪酸，这种亚油酸，对降血压、降血脂有着极好的效果。另外香菇还含有一种有益于胆固醇排泄的核酸物质——香菇嘌呤，长期食用，对降低人体三酰甘油和胆固醇含量有明显效果。再者，香菇还是一种可以降压、稳压的低钠高钾食物，对高血压、肿瘤、动脉粥样硬化等都有相当的治疗作用。

洋葱

洋葱同茄子一样，有着很高的食用和药用价值。洋葱在祛痰、利尿、杀菌、降压、抗癌、发汗、消炎、强身等方面效果显著，尤其是降压方面。洋葱富含对儿茶酚胺有拮抗效果的前列腺素A_1，对血管舒张有促进作用，可以很好地起到降压的效果。因此，洋葱是高血压患者，尤其是中老年高血压患者必吃并要多吃的保健蔬菜之一。

茄子

茄子是一种营养价值和药用价值都很高的常见蔬菜，常食用茄子，对于人体钠的外排和钾的补充有良好作用，对于血压的降低也有良好的效果。另外，将茄子研成粉末内服或者食用鲜茄子不仅对高血压，而且对脑出血、动脉粥样硬化等疾病都有良好的防治效果。

大蒜

大蒜含有脂肪、钙、铁、磷、大蒜辣素、硫醚化合物、糖类、胡萝卜素、芳樟醇、蛋白质、多种维生素以及配糖体，可以降低血糖，对脑血栓、糖尿病、冠心病、高血压等疾病都有良好的防治效果，高血压患者应多吃。

蘑菇

蘑菇，不仅富含钙、磷、铜、锌、脂肪、碘、蛋白质、镁、钾等营养元素，而且味道鲜美，味甘，能够益气润燥、补气透疹，高血压、高脂血症、体虚乏力、食欲缺乏的患者应该多食用。

冬瓜

消痰清热、祛风利湿、舒心解毒、宽胸益颜是冬瓜常见并最显著的功效，这些功效为人们所熟知，并因此而喜食。冬瓜的食用和药用价值都不错，从内到外，不管是瓜皮、粉霜、瓜瓤、瓜子还是肉质层都可入药，并且有着极为显著的降压效果，颇受高血压患者的青睐。

西红柿

高血压、高脂血症、冠心病、眼底出血等疾病的患者都应多食用有健胃消食、清热解毒、止渴生津、凉血平肝等疗效的西红柿。西红柿含有利尿作用的西红柿素，含有能够有效降血压、止血的黄酮，还富含无机盐，低钠高钾，特别利于高血压的防治。另外，西红柿中不仅富含维生素B，而且富含对高血压和心血管疾病都有着极好防治作用的芦丁，所以，对于高血压、冠心病患者来说，西红柿是食疗的极佳保健蔬菜。而且西红柿食用非常简单，可生吃，也可烹煮、烧汤食用。

水果类，能吃哪些

水果，味道甜美、薄皮多汁、色泽多艳丽、外观多美观，食用水果不仅能补充人体所需的各种营养，更能解颐，令人愉快，从而间接降压稳压。水果，富含多种膳食纤维和维生素、胡萝卜素、矿物质、烟酸等人体必需的营养，对防治高血压又有良效，宜多食用。

一般来说，一天食用两种或三种水果，不仅可以调节人体酸碱平衡，更能增进食欲、稳压降压。

多吃水果，并不意味着我们找到一种水果就一股脑地吃上五六个甚至更多，那样不仅不会有什么良好效果，而且容易伤身，所以吃水果要少吃，同时要种类多，也就是换着法地吃，如此，才会营养均衡，有益健康，其实，水果无好坏，只是饮食合理与不合理，就如橘子，少吃些，可以止咳化痰，吃过量了，却会引发牙周炎、上火，甚至皮肤黄染，出现“橘子病”。

1.草莓：富含能有效防治冠心病、高血压、动脉粥样硬化的果胶和维生素。

2.柿子：柿子富含对心肌梗死、中风、心脏病有良好疗效的维生素和一些能够防治动脉硬化、延缓高血压等心血管疾病发病率的酚类化合物。另外，柿叶富含的维生素C，对降压也有很好的效果。

3.柑橘：柑橘是抗氧化成分含量最高的水果，长期食用，对预防脑血栓等心血管疾病效果显著。

4.石榴：促进血管软化。

5.枣：对动脉硬化、高血压、心脏病的治疗起辅助作用。

6.苹果：苹果富含的钾盐，可以与人体内的钠盐反应，从而有利于钠盐和血胆固醇的外排，另外，苹果还能降低血糖含量。

7.西瓜：西瓜富含对高血压治疗有良好疗效的蛋白质、谷氨酸、葡萄糖、精氨酸、苹果酸、果糖、瓜氨酸、蔗糖酶维生素A、维生素B、维生素C、磷酸、铁、粗纤维、番茄色素和钙等。

8.桑葚：桑枝、桑果、桑皮都能有效降压、利尿。

9.核桃：生吃山楂、核桃、桂圆肉，对保护心脏有奇效。

10.猕猴桃：其汁液对心律不齐、心绞痛、脑动脉硬化、高血压等疾病的治疗有很好的效果。

肉蛋类，哪些比较好

日常生活中，有的人喜欢吃瘦肉，有的人喜欢吃肥肉，一般的高血压患者尤其是老年人，多认为吃肥肉会诱发高血压，从而偏爱瘦肉，忌食肥肉，这样做，有道理吗？

研究表明，高血压病人的血压、血脂高低与体内的脂肪酸含量息息相关。

高血压患者的确需要严格控制食用肥肉，因为肥肉是高脂肪、高胆固醇的双高食物。肥肉吃多了，不仅会导致脂肪摄入过量、肥胖，使人血液循环负担加重，血压升高，还会对脏器造成一定的负担，同时，过量的胆固醇积压在血管中，更有可能导致动脉硬化，所以，高血压患者们，对肥肉还是敬而远之为宜。

当然，这并不是说高血压患者不能吃肉，而是要吃那些低脂肪、低胆固醇的肉类，如瘦羊肉、鸡肉、兔肉、鸭肉等。而像肥猪肉、羊心、猪排、牛肉、鸽肉、猪肠等脂肪和胆固醇含量为中等以及牛肝、猪肝、猪腰、牛腰、羊肝、猪蹄等富含胆固醇的食物则是万万不能吃的。

其实，适量的肉类摄入对维持人体营养均衡和人体健康是非常必要的，所以，一些老年人因为畏惧高血压等慢性病而拒绝食肉做法是不可取的，这样，最可能导致的结果就是身体虚弱、营养不良。所以，营养学家建议我们，适量食用鸡胸肉等低脂肪、低胆固醇的肉类是必需的，毕竟，一些人体必需的营养，是蔬菜瓜果所不能提供的。

其实，高血压、肥胖症、冠心病等疾病的发生与吃肥肉之间并没有直接的因果关系，长久以来，人们将两者纠结在一起，说起来，多是一种误解，而这种误解，却造成了很多老年人“谈肥肉而色变”。

肥肉，通常意义上指的都是猪肥肉，如猪腹部的五花肉以及猪后腿上肘子肉中含有的部分肥肉。研究表明，适量地食用肥肉，对人体有益无害。

曾经，一位营养学家在日本针对多名百岁老人进行了饮食习惯方面的调查，结果表明，老人们长寿的原因，除了都乐观开朗、热爱劳动和活动之外，还都喜食炖得烂熟的肥猪肉，而这些老人中，无人患有冠心病、动脉硬化、肥胖症、高血压等疾病，因此，我们可以确定，其实，吃肥肉与患上述疾病并没有什么必然的联系。

营养学研究证明，肥肉经过长时间的炖煮，其中富含的饱和脂肪酸和胆固醇等不利于人体健康的元素含量会明显下降并逐渐转化为有益于健康的单不饱和脂肪和多不饱和脂肪酸。两个小时的炖煮，足够让肥肉中的不利因素下降46.5%，而完整地保留大量的蛋白质、维生素B_1、胶质等猪肉原有的营养成分，其中的胶质非常容易被老年人吸收。

因此，适量吃一些炖肥肉，对老年人来说并没有什么坏处，更有益于降压。

当然，高血压患者还需特别注意

虽然鸡蛋富含蛋白质，但高血压患者却不能多吃，因为其中含有大量胆固醇。胆固醇的增高，是血压升高、动脉硬化、心肌梗死等疾病的致病主因之一，不得不重视，所以，高血压患者，尤其是老年人，还是少吃鸡蛋的好。

水产类，可以吃吗？

研究发现，长期食用鱼等水产类食物的人，如日本人、挪威人和我国舟山群岛地区的渔民们多不会患上高血压。难道鱼类能够降血压吗？别急，马上为您介绍。

食补之说，自古便在国内流传，国人重视食补，甚至更甚于药补。"谷肉果菜，食养尽之"，这是《素问》中关于食补的描述，但食补要怎么补，却是有讲究的，食不厌精，脍不厌细，在我国，适于老年人的食补佳品，首推鱼类。多吃鱼，不仅可降血压，更能增寿，原因概括如下。

鱼富含多种蛋白质，而蛋白质又是人体生命体征健旺所不可或缺的重要元素之一。

研究表明，高血压患者中的老年群体，患病的主要原因并不单单是盐摄入过量，有很多更是由于缺钙诱发的，而鱼、虾含盖丰富，所以多吃鱼，对老年人而言不仅是在补钙，更能对高血压起到很好的防治作用。

调查发现，作为威胁老年人健康的一号元凶心血管疾病，在某些地区的人类族群中发病率却出奇得低，这其中包括日本人、因纽特人、我国舟山群岛地区的渔民，这是为什么呢？其中原因固然很多，但这些人，却都有一个共性，那就是他们都以鱼类为主食，经常食用。

吃鱼能够起到降压的作用，但是对高血压患者来说，日常饮食本就对油腻、多盐的食物存在禁忌，所以就算是吃鱼也要选择合适的烹饪方法，相较于味道浓重，油多、盐多的水煮鱼或红烧鱼，清淡少盐的清蒸鱼无疑更适合高血压患者食用。

那么，清蒸鱼要怎么做呢？第一步，选材，清蒸鱼的主材必须是宰杀后放置了两个小时左右的活鱼。为什么呢？因为使鱼肉鲜美的主要成分氨基酸在刚刚宰杀后开始僵硬的鱼体内并不能被生成，只有等待一段时间，等到鱼体僵硬到一定程度，其肌肉组织中富含的蛋白质才能在酶的催化下分解成人体易吸收的各种氨基酸。此外，在清蒸的时候，务必将鱼在开水锅中蒸上十分钟左右，这样做出的鱼才会肉质柔软、味道鲜美，且富含多种降压物质和营养元素。豆制品和鱼类，一直都是高血压患者应该青睐的食物，尤其是鱼类，富含多种蛋白质和多不饱和脂肪酸，对于防治心血管疾病，尤其是高血压、脑血栓等效果显著。

另外，α－亚麻酸和γ－亚麻酸是鱼肉富含的两大亚麻酸类，它们由于化学结构的差异，其作用也千差万别。其中α－亚麻酸不仅能够提升人体细胞活性、增强血管弹性、降低血压，还是人体不可或缺的不饱和脂肪酸中的一种。另外，可以扩张血管以降压的前列环素也是由于α－亚麻酸的作用而在人体中产生的。当然，α－亚麻酸对血管的作用需要一个过程，这也就意味着α－亚麻酸的降压作用并不可能一蹴而就，而是需要时间作为保障的。

就我国而言，高血压的发病率呈现的是由南到北逐渐递增的规律，专家认为，这和北方居民食用精盐量较大不无关系。于是，严控食盐日摄入量，是高血压患者必须要注意的，当然，这也是高血压患者宜食用清蒸鱼的主因之一。

干果类，有的必须多吃

自从人类文明萌芽开始，从茹毛饮血到现在信息大爆炸的时代，营养丰富的坚果似乎从来都没有离开过我们的生活。坚果富含蛋白质、矿物质、维生素、油脂等多种营养物质，对防治高血压等疾病以及提高人体机能有着良好的效果。

核桃、腰果、莲子、花生、板栗、开心果、南瓜子、葵花子、杏仁、白果、西瓜子、松子等都是坚果中的佳品。

营养学研究发现，适量地食用坚果（一周两次）对防治高血压等心血管方面的疾病效果显著，这其中，尤以核桃为最佳。

亚油酸是人体不可或缺的一种不饱和脂肪酸，但人体却不能自行衍生这种脂肪酸，而是需要从日常饮食中摄取，而核桃恰恰是富含亚油酸最多的一种坚果。在人体的胆固醇代谢过程中，亚油酸起着不可替代的作用，所以，长期食用核桃，保持胆固醇代谢平衡，对于高血压患者来说，可谓福音。

当然，坚果虽是好东西，但不宜多吃，尤其是有咸味的一些坚果，吃多了，很可能导致体内精盐过量，从而诱发高血压。

一般来说，坚果富含叶酸、铜、B族维生素、钾、烟酸、锌等多种营养物质，还包含大量抗氧化剂和纤维，不仅完美地将脂肪、碳水化合物、蛋白质融于一体，更兼具全部人体消化用氨基酸，是不可或缺的饮食佳品，现在特别为您推介几种降压类坚果。

开心果

阿月浑子，你知道是什么吗？不知道？呵呵，换个名字你就知道了，开心果嘛。开心果，又名无名子，是生活中一种常见的坚果。它富含油酸、亚油酸等不饱和脂肪酸，还兼具钙、铁、钾、蛋白质、B族维生素等多种营养成分，尤其是其中的不饱和脂肪酸和钾，对血管的软化以及抑制血压升高有良效，于是开心果自然也就成为高血压患者餐桌上的理想食物。

葵花子

葵花子，顾名思义，就是向日葵的种子，它不仅可以用来榨油，而且是保健佳品。葵花子不仅富含胡萝卜素、麻油酸、糖类、锌、钾、蛋白质、镁等多种营养物质，而且含有50%以上的亚油酸，亚油酸中没有胆固醇，对减少人体血胆固醇含量、防治高血压有良效。

腰果

腰果，别名介寿果，富含以油酸为主的大量不饱和脂肪酸，对防治高血压等心血管疾病有很好的辅助效果。

花生

富含维生素B、E和大量蛋白质的花生自唐代起便有“长生果”的美誉，它富含氨基酸及许多不饱和脂肪酸、烟酸、泛酸，对于降血糖、降血胆固醇有极佳的效果。

板栗

板栗，也就是我们平常所说的栗子，它富含脂肪、淀粉、B族维生素、蛋白质等多种营养物质，原产于南欧，主产地在中国、意大利、日本和西班牙，物美价廉，素有“干果之王”的美誉。相较于其他水果，板栗的蛋白质和脂肪含量并不高，但却富含碳水化合物，类同玉米和水稻，其拥有的许多矿物质、不饱和脂肪酸、维生素对高血压等疾病具有极佳的防治效果。板栗热量低、营养丰富，可谓延年养生的首选食品。

中医认为，板栗乃“肾之果”，与当归、人参、黄芪等一样都对人体有极佳的滋补效果，尤其是板栗能够补肾健胃、补脾强筋、降压稳压、活血止血，对大便溏泻、老年肾虚、高血压等患者可谓是治病养病的第一佳品，但板栗富含糖分，糖尿病患者食用应慎重，切勿过多。

核桃

中医认为核桃性温，在温肺润肠、补气养血、固精补肾、定喘化痰方面疗效显著。它不仅富含蛋白质、磷脂、B族维生素等多种营养物质，更含有钙、磷、镁等诸多人体必需的微量元素，长期食用核桃，不仅会在磷脂的作用下达到健脑强身的效果，而且由于核桃富含不饱和脂肪酸，对降低胆固醇也有着极好的效果，是高血压患者首选的养生佳品。也正因为此，核桃才与杏仁、榛子、腰果共称“四大干果”，赢得了“长寿果”的美誉。

菌类，要有所选择

患了高血压，应该吃什么？这大概是许多高血压患者都非常困扰的一个问题，如果你踌躇不定，不妨吃吃菌类。菌类一向被认为是益气降压、低脂高养、富含多种人体必须矿物质和氨基酸的保健佳品。

常吃菌类，更能促进人体对别类食物的吸收，降血压、降血脂、养生保健，有益无害，多吃又何妨呢?

平菇

富含多糖体的平菇在抑制肿瘤细胞扩散、增强人体免疫机能方面功不可没，不仅如此，平菇还能够软化血管、降压、降胆固醇，对高血压等心血管疾病患者来说是不可不吃的食疗佳品，而且，平菇对自主神经紊乱以及更年期综合征的治疗也有极好的辅助作用。

香菇

富含钙、钾、核糖，对肝内胆固醇增加有抑制作用，可用于降压滋肤、抗癌、防流感。

竹荪

减肥佳品，高血压、高脂血症患者宜食用。

口蘑

口蘑是一种低热低脂、高纤维、高蛋白的食用菌，不仅对发育期的儿童身体有益，更能有效降血压、降血脂，对高血压患者效果显著，而且，口蘑还含有一种抗癌物质，对肺癌、皮肤癌患者可谓福音。

金针菇

金针菇是一种富含赖氨酸和锌的高钾低钠食品，又被称为“益智菇”。它在促进机体发育、协调新陈代谢、提高身体消化吸收效率方面都有良效，同时还能防治胃溃疡及肝病，更因其低钠高钾的特性，而备受肥胖者、中老年人和高血压患者的青睐。

猴头菇

不饱和脂肪酸一直是降低人体血胆固醇含量的最大功臣，而猴头菇恰恰富含许多不饱和脂肪酸，对高血压、心血管疾病患者来说它无疑就是一种养生佳品。另外，猴头菇不仅对高血压的防治效果良好，而且可增强人体免疫机能，对消化不良、消化道肿瘤、身体和神经衰弱等病症都有不错的疗效。

灵芝

灵芝是公认的降压剂，是高血压患者的食疗必选。灵芝富含多肽、生物碱、灵芝多糖、香豆精、葡萄糖、甾醇和多种氨基酸，且含有钾、钠、钙、镁、铜、铁、锌等多种人体必须的矿物质和微量元素，是一种味苦、坚硬的多孢子食用菌。灵芝能够增强心脏机能，改善心肌血流量，双向调节血压，稳压降压，效果显著。

饮品类，有的能降压

我们日常生活中所饮用的饮品种类繁多，主要有饮料类、水、酒类、茶类等。其中，水是人类不可或缺的生命元素之一，喝水不仅能够补充人体所需水分，更能有效平衡人体电解质。

茶叶中富含生物碱、蛋白质、氨基酸、茶多酚以及多种矿物质和微量元素，对改善血液循环，增强心肌功能，降血压、降胆固醇，防治冠心病等心血管疾病都有着不错的效果，因此，茶类饮品对高血压患者来说，经常饮用，有百利而无一害。

另外，作为酒类饮品中唯一的碱性酒，葡萄酒对于降低人体血胆固醇含量还是有一定作用的，高血压患者可以适量饮用。

当然，部分饮品对高血压患者的病情的确有益，但饮用过程中还是要多多注意才好：

早餐多喝酸奶

高血压发病的主因之一便是体内钠含量超标，而钾元素，恰恰能够中和人体中的钠盐，所以富含钾元素的饮品对于控制血压的升高效果自然显著，而作为含有大量矿物质钾的健康饮品——酸奶走上高血压患者的餐桌也就不足为奇了。实验表明，6天内摄入1克钾，一个多月后血压就会下降接近0.5kPa（4mmHg），所以还犹豫什么呢，每天坚持喝一杯酸奶，绝对是赚到了。

减少咖啡摄入

咖啡一向是提神佳品，备受白领一族喜爱，但高血压患者，还是不喝或者少喝的好，要知道咖啡内含有的咖啡因可是能令血管收缩的物质，血管收缩导致血压的升高，这对高血压患者可不是什么好事情，所以，还是自觉地对咖啡敬而远之吧。

适量多喝橙汁

富含维生素C的橙汁是最受人们喜爱的饮料之一，研究表明，维生素C对血管有扩张作用，可以达到降压的效果，非常适合高血压患者饮用，当然，除了喝橙汁，每日吃维生素C60毫克，抑或多食用柠檬、绿色蔬菜等也能达到同等的效果。

第四节 高血压患者的黄金食谱

番茄釀肉

【原 料】:

瘦肉100克，番茄200克，淀粉20克，生姜5克，葱花10克，调味料适量。

【做 法】:

1.将番茄内部的肉挖出，保持番茄外观的整体性。

2.将瘦肉剁烂成肉末，加入适量淀粉、生姜丝、葱花、食盐等调味品拌匀之后放置15分钟。

3.将肉末装入去心的番茄中。

4.将装入肉末的番茄放置在蒸碟上，放入蒸锅，蒸制大约20分钟。

5.同步烧锅，加入油烧至八成热，将挖出的番茄肉下锅炒制，炒成番茄酱的状态，盛出装盘，等到装入肉末的番茄蒸好之后，放置在盘子中，即可食用。

【功效】:

番茄，又名西红柿，是我们生活中最为常见的食材之一。番茄具有很高的营养价值，它含有大量的维生素、纤维素、有机酸，并且番茄含有十分丰富的铁、钙等微量元素，对人体健康大有好处。具有很好的清热解毒功能。同时，番茄有很好的口感，是一种美味与营养兼备的食物。

就其食疗效果来说，这道菜中的番茄含有的大量维生素有利于健胃消食、生津止渴、降低血压。对于高血压患者，以及脾胃功能不强者都有很好的辅助疗效。同时番茄含有的大量番茄红素对心血管具有很好的保护作用，可以减少心脏病以及心血管病的发病概率。另外，番茄红素具有很好的抗氧化功能，能够有利于人体血管的软化，从而降低血管硬化。

尽管番茄具有很好的食用疗效，但是在使用过程中，也有一些禁忌。首先，腹泻的时候最好不要食用番茄。在中医理论中，番茄属于寒性食物，所以，在腹泻期间使用番茄不利于身体的调理。其次，食用番茄最好不要空腹，因为番茄中有大量的果质、胶质以及柿胶酚，这些物质易于与酸性物质发生化学反应。因此空腹食用番茄会导致其与胃酸结合成为块状物质，不利于消化，会导致胃压升高，引起胃部不适。

上汤蔬菜

【原 料】：

包菜200克，胡萝卜60克。

【做 法】：

1.包菜切成均匀大小的块，胡萝卜切片。

2.水烧开，将包菜与胡萝卜放入水中，煮烂，再用筛子滤去汤中的粗渣，留下清汤食用。

【功效】：

胡萝卜含有大量的维生素A，对于机体的成长有很强的促进作用，对于维护上皮组织、预防呼吸道感染也有很好的效果。另外，胡萝卜还有明目的作用，对于夜盲症、眼部干燥等症状也有很好的缓解作用。同时，胡萝卜能够有效增强人体免疫力，对于抗癌也有一定的效果，尤其是帮助癌症病患减少化疗痛苦有很好的作用，女性食用胡萝卜也可以有效地降低卵巢癌的发病概率。另外，胡萝卜内还含有丰富的微量元素，包括琥珀酸钾，对于软化血管、降低胆固醇等有较好的疗效。最后，胡萝卜含的大量胡萝卜素，对于人体有很好的益处，B族维生素、维生素C对于肌肤也有很好的润泽、抗衰老作用。

包菜，又名卷心菜、洋白菜等。在西方，包菜是一种最为常见且十分重要的蔬菜。由于其产量高，种植范围广，而且易于储存。在德国，包菜被认为是蔬菜之王，对多种病症都有很好的疗效。

雪梨芹菜汁

【原 料】：

雪梨1个，芹菜200克，柠檬汁一汤勺，冰糖适量。

【做 法】：

1.雪梨去皮，去掉子和核，芹菜洗净切块，与雪梨一并放入榨汁机中。

2.加入适量冰糖，再将柠檬汁倒入榨汁机中，搅拌榨汁即成 。

【功效】：

雪梨是一种对人体有颇多益处的水果，有“百果之宗”的美誉，对于清肺化咳有很好的效果；梨性寒，因此，体质虚弱寒性者不可过多食用生梨。寒咳者欲用梨化咳，最好能够先隔水蒸制，或者熬制梨水，加入适量的药材，会有更好的效果。

芹菜也是一种含有很多营养元素的蔬菜，据统计，每百克芹菜中含有大约2.5克蛋白质，约0.7毫克的钙，65毫克的磷，9毫克的铁。芹菜中蛋白质的含量相比一般的蔬菜约高出一倍，铁的含量超过了西红柿的二十倍，这些微量元素对于人体有很好的效果。同时，芹菜含有甘露醇，这是一种挥发性物质，有独特的芬芳，不仅能增强食欲，还能够保健身体。

芹菜之所以具有很好的降压作用，是因为其内部含有的酸性成分具有降压功效。对于原发性、妊娠性以及更年期的高血压，芹菜有良好的降压效果。

生菜包鸡

【原 料】：

鸡肉140克，洋葱100克，芹菜60克，香菇15克，生菜叶5片，香菜8克，葱头、柠檬汁适量。

【做 法】：

1.鸡肉、洋葱、芹菜、香菇、香菜等洗净切块，香菇切碎。

2.油烧至八成热，爆香葱头，加入香菇末、洋葱爆炒。

3.加入鸡肉煸炒五分钟，再加入芹菜、香菜炒制，然后加入各种调料，出锅。

4.利用生菜叶包裹菜肴食用。

【功效】：

鸡肉中蛋白质的含量比牛肉和猪肉更加丰富，但是其脂肪含量更低。而且鸡肉含有的蛋白质质量甚高，含有蛋白质所需的全部氨基酸，其含量与蛋和奶相似。

鸡肉也富含多种微量元素，磷、铁、铜、锌含量极高，另外还有大量的维生素B_1、B_6以及维生素A、维生素D、维生素K等。

鸡肉的脂肪含量相比牛肉和猪肉而言要少，但不饱和脂肪酸的含量却高于其他肉类，包括油酸以及亚油酸，这些对于人体胆固醇的降低都有极大的好处。

番茄鱼肉粥

【原 料】：

鱼肉100克，番茄160克。

【做 法】：

1.番茄去皮，切碎。

2.番茄与鱼肉一起下入粥中，煮熟之后捣碎食用。

【功效】：

番茄含有的大量维生素有利于清热解毒、健胃消食、生津止渴、降低血压。对于高血压患者，以及脾胃功能不强者都有很好的辅助功能。

番茄炒鸡丁

【原 料】：

番茄100克，鸡肉150克，黄瓜100克，葱10克。

【做 法】：

1.将各种材料洗净，黄瓜、番茄切块，鸡肉切丁，加入淀粉、盐以及少量植物油搅拌腌制15分钟。

2.油温烧至八成热，下入鸡肉丁爆炒，加入蒜爆香，最后加入黄瓜、番茄以及各种调料炒熟出锅。

【功效】：

番茄富含的番茄红素对于人体有着极佳的功效。番茄红素是以番茄命名的，因此，番茄也就是所有食材中番茄红素含量最多的食物。就对人体的功效而言，有以下几个方面：

首先，番茄红素具有极强的抗氧化性，这对人体免疫力的增强有很好的效果，可以有效地抵御疾病和衰老；同时，番茄红素也能够有效降低肌肤黄斑、色斑的生长。在当今的工业界，番茄红素也是一种十分重要的食品色素。

其次，番茄红素的抗氧化性，能够有效地预防心血管疾病，降低心血管疾病的发病概率。

再次，番茄红素能有效地清理身体内的自由基，从而使细胞得到修复，抑制DNA氧化，进而对于癌症有一定的抑制作用。实验表明，番茄红素对于抑制各种癌症，都有一定的效果。

冬瓜猪骨汤

【原 料】：

冬瓜400克，排骨300克。

【做 法】：

1.冬瓜去皮、去瓤、洗净切块；排骨洗净，剁成与冬瓜等大的小块，先在清水中稍煮去血水，从水中捞出，备用。

2.在锅中放入少许油，将排骨和冬瓜放入锅内，加入适量水，大火煮开后转小火。

【功效】：

冬瓜中富含铜元素，铜元素对于人体血液系统、神经系统以及免疫系统都有很好的保健作用，对于头发、骨骼以及皮肤的生长也有很好的促进作用；对大脑、肝脏、心脏的功能也有很大影响。

冬瓜对于头晕目眩、疲倦乏力、眼花耳鸣等症状有一定的改善效果，骨质疏松人群可多量食用冬瓜。另外，冬瓜中含有的其他元素和物质对于以下症状也有很好的效果。

1.清热解暑。冬瓜性寒且不含脂肪，因此对于清热解暑、生津止渴有极好的效果。

2.化痰消咳。冬瓜能有效抑制呼吸道黏稠物的分泌，因此，可以化痰消咳，利于止咳化痰。

3.利尿消肿。冬瓜中含有的维生素C以及较高的钾元素，较低的钠元素，对于高血压、水肿等症状都有很好的效果，可以达到消肿的

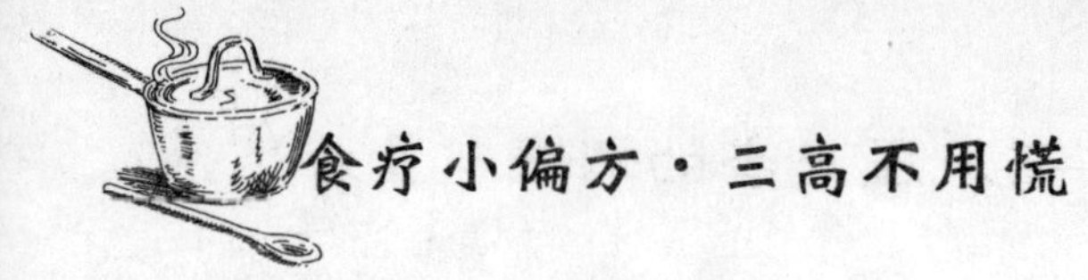

目的而不会伤害人体元气。

4.减肥。减肥者可以经常食用冬瓜，其含有的丙醇二酸对于抑制糖类向脂肪的转化有很好效果，因此，对于阻止人体发胖、塑造体形有极佳效果。

冬瓜羊肉汤

【原 料】:

羊肉140克，冬瓜150克。

【做 法】:

1.羊肉切片，加入淀粉上浆；冬瓜切片。

2.锅中加入适量清水，放入冬瓜、羊肉、精盐、味精，熬制即成。

【功效】:

羊肉富含维生素与蛋白质，其内部的氮含量高达20%以上，磷、钙等元素的含量也很高，约等同于中等肥牛肉的含量，比绵羊肉与猪肉要高。其内部的各种氨基酸含量，均高于其他肉类。而且，羊肉中的胆固醇含量要明显低于各种肉类，且其所含的脂肪较不易被人体吸收，因此食用羊肉也就不容易使人发胖。另外，羊肉的肉质口感极佳，且极为细嫩，利于人体消化。因此，羊肉对于提高人体素质有很好的作用，可以提升人体免疫力。有科学研究发现，羊肉中存在一种特殊的抗癌物质，被命名为CLA脂肪酸。

三鲜冬瓜煲

【原 料】:

冬笋50克，冬瓜600克，蘑菇50克，火腿肉40克，葱花、香油等适量。

【做 法】：

1.火腿洗净切片备用，冬瓜切片，放入沸水中焯熟。

2.砂锅至于火上，加入植物油烧至三成热，放入冬瓜、蘑菇、冬笋、火腿翻炒，加入各种调味品，加水煮沸，煮熟之后加入淀粉勾芡，再加入葱花、香油出锅。

【功效】：

冬瓜富含蛋白质、胡萝卜素、维生素、粗纤维以及大量的微量元素钙、铁、磷等，其中含量最高的是钾元素，而且钠元素含量极低。因此，食用冬瓜对于清热解毒、生津止渴、去热消暑等都有极佳效果，通常也可以用来缓解高血压、小便不畅等。

冬瓜不仅具有很好的功能疗效，也具有很好的口感，因此，是一种被人广为喜爱的食品，是一种食药兼备的食材。

法式洋葱汤

【原 料】：

洋葱100克，牛肉200克，面包片若干，植物油、精盐、胡椒粉适量。

【做 法】：

1.洋葱洗净切片。

2.锅中加油烧至八成热，洋葱炒至褐色，加入牛肉汤煮沸，再加入各种调料。

3.面包片置于汤碗中，将汤盛于碗中食用。

【功效】：

100克洋葱中含有水分88克、蛋白质1克、碳水化合物9克、粗纤维1克、脂肪0.2克、胡萝卜素0.5克，以及各种维生素，包括维生素A、维生素B、维生素C、维生素E。另外，洋葱中富含各种微量元素，尤其是以铜、铁、硒、锌为多。除此之外，洋葱中还含有各种利尿、杀菌、抗癌物质，有利于人体免疫力的增强。另外，洋葱中的蒜素以及一些硫化物能够迅速杀死各种细菌。同时，洋葱的利尿和降血脂作用也十分显著。

香炒三鲜

【原 料】：

透抽200克，海参200克，荷兰豆100克，生干贝、红辣椒若干，生姜、葱、水淀粉以及植物油适量。

【做 法】：

1.海参去肠泥，洗净之后切块，在清水中煮熟备用，透抽洗净，置于碗中，在清水中加入生干贝与调料浸泡两个小时。

2.锅中加入植物油，烧至八成热，加入姜蒜、辣椒等爆香，放入海参、透抽、生干贝以及腌汁，大火爆炒两到三分钟，最后加入荷兰豆，淀粉勾芡即可出锅。

【功效】：

海参具有较高的营养价值，100克海参含有蛋白质13.9克、碳水化合物0.5克、脂肪0.8克、钙343毫克、磷13毫克、铁2.6毫克，以及维生素B、烟酸等。海参胆固醇含量极低，是一种十分典型的高蛋白、低脂肪以及低胆固醇的食材。再加上其细嫩的肉质十分有利于消化，因此老年人食用海参有很好的保健效果，对于儿童和体质虚弱者也十分适宜。

同时海参也具有极高的药用价值。我国中医认为，海参滋阴补血、健阳固精、利产养胎。因此，海参对于人体强壮机能、滋补身体有极佳的效果。通常耳鸣目眩、梦遗滑精、腰腿乏力、尿频者，均可以食用海参作为滋补之物。另外，海参作为一种海洋生物，与海带、海藻一样，内含丰富的碘元素，对于加快人体的新陈代谢、促进血液循环等都有极佳的效果。另外，海参对于高血压患者也有明显效果。

玉米糊

【原 料】：

新鲜玉米粒200克。

【做 法】：

1.将玉米粒洗净投入研磨器中碾压成糊状。

2.使用较细的纱布，清洁后将玉米糊过滤，除去粗渣之后将其倒入锅中熬制成黏稠状即可出锅食用。

【功效】：

玉米是世界上最重要的粮食作物之一，也是世界上被广泛认同的一种食物，甚至享有“黄金食品”的美誉。玉米原产于美洲大陆，早在哥伦布登上新大陆的时候，就在秘鲁发现了玉米。作为当地人的主要食物，印第安人几乎视其为神品。后来哥伦布将玉米带到了欧洲，称之为“印第安种子”。玉米传入中国大约在十六世纪的明朝，有外国人将其作为朝见中国皇帝的贡品而进入中国。玉米刚来到中国的时候，因为稀奇，只有皇家才能够食用，因此称其为“御麦”。而且，玉米具有适应性好、成熟周期短且产量大的优点，迅速成为世界上最普遍的粮食作物。事实上，玉米也具有极高的营养价值。随着近代科学技术的发展，玉米的加工技术也逐渐成熟，对于玉米的认识也不断加深。各种先进的制作方法也让玉米可以做成多种食品形式，成为人们餐桌上的美味。美国食品协会对玉米有“皇冠上的珍珠”的美誉。在日本，玉米被誉为“国宝”。在我国，玉米也有极高的普及率。我国著名营养学家于若木曾经说：“玉米是长寿食品。”世界卫生组织则将玉米誉为“能够调节人体营养结构的平衡大使。”

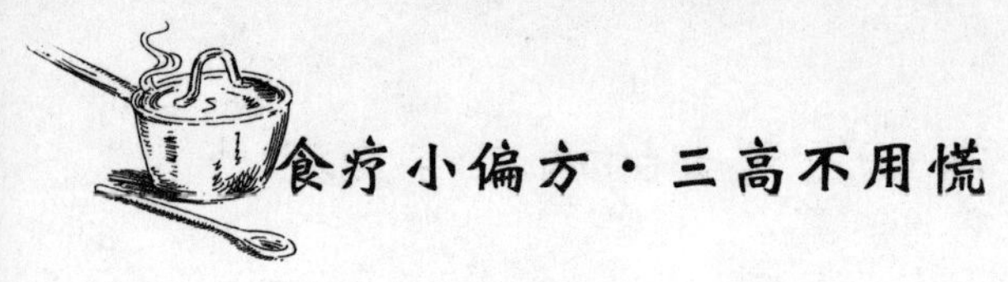

松仁炒玉米

【原 料】:

松仁70克，鲜玉米粒160克，香葱、糖、盐、植物油适量。

【做 法】:

1.玉米粒下锅煮五分钟，过滤水分之后盛出，松仁在锅中烘焙，待其色泽呈现金黄色之后取出待用。

2.锅中加入适量植物油，烧至五成热之后香葱入锅提味，再将松仁、玉米粒放入翻炒，大约两分钟之后加入盐、糖等调料即可出锅。

【功效】:

松仁具有极高的营养价值。研究表明，100克松仁含有蛋白质17克、63克脂肪、碳水化合物约9克，还有一些钙、磷、铁等微量元素。另外，松仁中还有一定比例的不饱和脂肪酸。

1.松仁内部含有的蛋白质以及不饱和脂肪酸，对于促进人体大脑细胞的新陈代谢有极佳的效果，能够有效滋养脑细胞，促进大脑功能。

2.松仁能有效预防血管硬化。同时，松仁是一种低胆固醇食材，可以用来抑制人体胆固醇升高。另外，松仁还能够用来控制糖尿病的发病概率，有效促进白细胞对肝脏的保护功能。

3.松仁富含维生素E，对于肌肤培育、发质培养都有很好的作用。

4.松仁还能在人疲倦的时候，提神醒脑，恢复活力。

玉米粒鸡蛋饼

【原 料】:

鸡蛋1个，甜玉米粒80克，生粉、盐、葱花、植物油适量。

【做 法】:

1.准备鸡蛋清备用。

2.将玉米粒放入蛋清中，加入生粉之后均匀搅拌，使得蛋清能完整地覆盖在玉米粒上。

3.烧油至七成热，然后将玉米粒倒入锅中，翻炒到玉米粒外面的蛋清呈金黄色之后，放入盐炒匀，出锅之后撒上葱花。

【功效】：

玉米的营养价值很高：

1.玉米中有大量的营养成分。玉米中的镁元素含量极高，镁元素对于人体肠壁蠕动有很好的促进作用，同时，可以有效促进人体废物的排泄，对于减肥也有很好的效果。另外，玉米成熟之后的玉米须，对于利尿有很好的疗效。玉米的食用方法也很多。除了直接食用以外，玉米煮汤可以代替茶的功能，也可以碾碎成末，做玉米饼或者玉米糊。膨化之后的玉米体积会变大，可以从心理上消除人们的饥饿感。此外，玉米所含的热量极低，因此是减肥者十分喜爱的一种食物。

2.玉米中含有较高含量的亚油酸，其含量超过了2%，这在谷实类植物中是最高的。因此，如果以一般的玉米搭配其他的粮食作为饲料，可以满足家禽和家畜对于亚油酸的需求。

3.玉米中的矿物质多为钙、磷等，一般存在于其胚部。总体来说，玉米中的矿物质含量不高。

4.玉米含有大量的维生素E，几乎没有维生素D和维生素K。但是，玉米中胡萝卜素的含量较高，对人体有益。

蒜蓉脆虾炒芦笋

【原 料】：

明虾80克，鲜芦笋90克，大蒜两瓣，盐适量，植物油适量。

【做 法】：

1.芦笋切段，明虾去头去尾，大蒜拍成蒜蓉备用。

2.油锅烧至八成热，加入蒜蓉爆香，放入明虾翻炒至其颜色变红

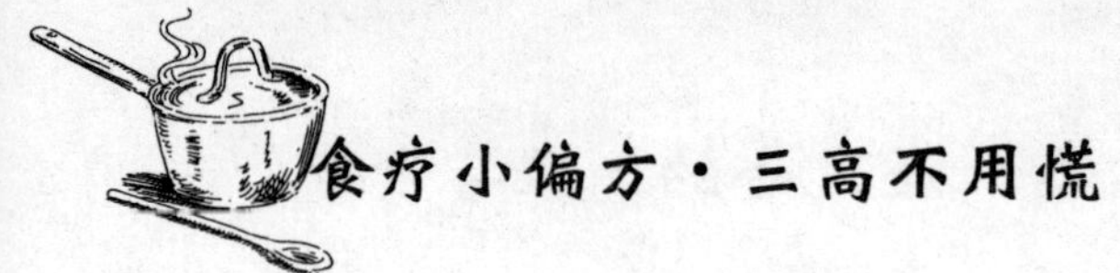

为止，加入芦笋、盐等翻炒，待到芦笋熟了之后盛出。

【功效】:

芦笋是一种十分鲜美的食材，其口感柔软，对于增加食欲、促进消化都有很好的效果。在西方，芦笋被认为是十分高档的菜品。

根据现代营养学分析，芦笋中含有大量的蛋白质，而且其蛋白质中氨基酸的比例搭配十分合理，非常适合于人体吸收。同时，芦笋还含有丰富的微量元素，包括硒、镁等。另外，其内部含有非蛋白含氨物质。

芦笋中微量元素的质量也比一般食材中微量元素的质量好，主要是其非常易于人体吸收。另外，芦笋中还含有大量的抗癌物质，对于癌症、白血病的发病有一定的抑制作用。

经常食用芦笋，对于很多疾病都有很好的疗效，包括心脏病、水肿、排尿困难、疲劳症等。另外，芦笋对于胆结石、血管硬化、肥胖、肝功能硬化等都有很不错的效果。

国际癌症联合会通过研究也充分肯定了芦笋的抗癌作用，芦笋对细胞的正常生长有促进作用，每天食用对于辅助癌症治疗有很好的效果。

竹笋肉松粥

【原 料】:

竹笋120克，粳米100克，肉末60克，盐、姜末、麻油适量。

【做 法】:

1.冬笋洗净切丝，在水中烫熟后，取出备用。

2.油锅烧至八成热，放入肉末爆炒，加入麻油、冬笋丝、生姜末炒熟之后，加入盐炒匀，盛出待用。

3.粳米洗净熬粥，待到粥快熟的时候加入备料，稍微煮匀之后即可食用。

【功效】:

竹笋自古以来在我国的餐桌上都被视为上等菜肴。然而，就其营养来说，却一直有着误解，认为竹笋营养价值不太高，甚至有这种说法："一顿竹笋刮三天的油。"其实这种看法是错误的，竹笋不仅味道美妙，其营养价值也很高。竹笋富含蛋白质、脂肪、胡萝卜素、氨基酸以及各类维生素和微量元素。其中100克鲜竹笋含有干物质10克、碳水化合物4克、蛋白质3克、脂肪0.2克、纤维素1克，其维生素以及胡萝卜素的含量也比大白菜的含量多了一倍有余；而且鲜竹笋所含的蛋白质质量较好，比如赖氨酸、苏氨酸、色氨酸、苯丙氨酸。

嫩鸡汤泡饭

【原 料】:

鲜竹笋190克，酸菜60克，金针菇50克，鸡肉60克，盐、味精少许，粳米饭。

【做 法】:

1.竹笋洗净切片。

2.加入大约800毫升水，煮沸，加入酸菜、竹笋片、金针菇，小火煮熟，再加入鸡肉，待肉熟了之后加入盐、味精，盛入碗中，加入粳米饭，即可食用。

【功效】:

我国传统医学认为，竹笋性寒，无毒，在医用上有清热解毒、益气补虚、解渴化痰、利水道、治消咳等功用。在我国南方地区，历来有用虫蛀的竹笋来入药的传统，其名为"虫笋"，此药适用于水肿、脚气足肿，对糖尿病、咳喘的患者都有很好的效果。事实上，除了竹笋，竹叶、竹菇等都有很好的药用价值。竹笋低脂肪、低糖以及多纤维的特征，再配合鸡肉等食材共同食用，能够有效消食、防便秘，对于大肠癌有着很好的预防效果。另外，竹笋本身低脂肪的特点也让其成为减肥者的最爱。而且它对于高血压也有很好的疗效。事实证明，在高山地带竹笋密布区域生活的人们极少会患高血压病。

竹笋鲫鱼汤

【原 料】:

竹笋110克，小鲫鱼1条，盐、味精、葱花、姜末适量。

【做 法】:

1.鲫鱼去鳞，破肚，加入姜末、精盐腌制片刻。

2.油锅烧至八成热，加入竹笋、姜末、精盐等炒匀，稍焖制片刻，倒入鲫鱼，然后加入清水，小火炖，待到水烧开之后，加入盐、味精、葱花，出锅食用。

【功效】:

竹笋高蛋白，低脂低糖，对于肥胖症、高血压、冠心病、动脉硬化以及糖尿病都有很好的功效。它含有各种微量物质，还有一定的抗癌效果。鲫鱼有益气健脾、利尿消肿、消润胃阴、清热解毒的功能，对于胆固醇的降低有很好的效果；鲫鱼可以用来治疗口疮、水乳、腹水等病症，经常食用鲫鱼，可以有效地防治高血压、冠心病、动脉硬化。对于肥胖者来说，食用鲫鱼非常合适。然而竹笋内部草酸钙含量较高，儿童或者患尿道结石以及肾炎患者不能多食。

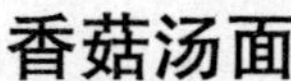

香菇汤面

【原 料】：

挂面120克，金针菇、香菇、油菜叶各15克，酱油、料酒、海带汤汁各少许。

【做 法】：

1.香菇切块，金针菇、油菜叶切成小块过水。

2.海带汤汁加入锅中，加入酱油、料酒，再依次放入挂面金针菇、香菇以及油菜叶，煮熟食用。

【功效】：

香菇是一种高蛋白、多糖、低脂肪，含有多种维生素和氨基酸的菌类食材，对人体有很好的食疗功效。

1.能有效延缓衰老：香菇内含的水提取物对于人体内部的过氧化氢有很强的清除作用。

2.能够有效降血压、降胆固醇、降血脂：香菇中含有嘌呤、酪氨酸、胆碱、氧化酶和一些核酸物质，对于降血压、降血脂、降胆固醇有明显作用，同时也能够有效防治动脉硬化以及肝硬化等。

3.能够防癌抗癌：香菇顶端的菌盖部分含有核糖核酸，其是一种双链结构，当其进入人体之后，能有效抑制癌细胞生长。

4.能够有效提高人体免疫能力：香菇内部糖分含量较高，能够有效提高小鼠腹腔巨噬细胞吞噬的功能，还能够有效促进人体T淋巴细胞生长，强化T淋巴细胞具有的杀伤活性。

另外，香菇还对糖尿病、传染性肝炎、肺结核以及神经炎有很好的治疗效果，对于消化不良也有一定效果。

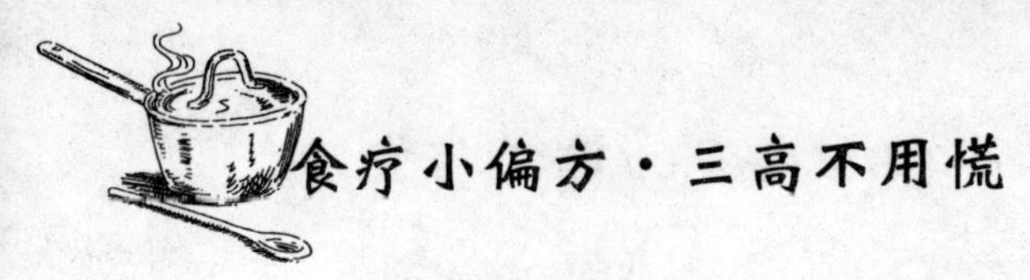

香菇鸡肉羹

【原 料】：

鸡胸肉60克，粳米40克，香菇3朵，青菜少许，植物油适量。

【做 法】：

1.洗净粳米，香菇切碎，鸡胸肉切丝，青菜切碎。

2.油锅烧至八成热，将切碎的香菇末、鸡肉丝下锅翻炒，待鸡肉丝变色之后，加入粳米炒匀，再在锅中加入水，小火熬煮，至黏稠食用。

【功效】：

香菇在我国传统中医中也有很好的应用，我国明代医药家李时珍所著的《本草纲目》有这样的记载："香菇乃食物中佳品，味甘性平，能益胃及理小便不禁"，并且能够"大益胃气"以及"托痘疹外出"，因此在民间常常使用香菇来作为小孩天花和麻疹的辅助之用。另外，香菇对于清热解毒以及降低血压有很好的效果。现代医学发现，每100克干香菇含有280毫克维生素D原，这种物质在与太阳光接触后即能够转化为维生素D，可以很好地防治婴儿佝偻病，并且能够有效促进小孩身体、牙齿、骨骼的正常成长以及发育；同时，香菇内部含有的大量腺膘呤以及多种酶物质，能够预防肝硬化并且治疗人体因为缺乏酶物质而导致的各种疾病。另外，香菇内部糖分较高，不仅能够降低血压，还能够提高人体免疫力，对于抗癌、防癌等都有很好的效果。

蒜蓉拌莴笋

【原 料】：

莴笋250克，盐、味精、葱花、蒜、生姜、花椒粉适量。

【做 法】：

1.莴笋洗净切片，蒜拍成蒜蓉待用。

2.油锅烧至八成热，加入莴笋、盐、味精、生姜、花椒粉炒匀，出锅前放入葱花。

【功效】：

莴笋的钾含量较高，对于利尿、降低心房压力有很好功效，对于高血压以及心脏病患者都有很好的效果。

莴笋含有的微量碘元素能够有效促进人体的基础代谢，对于智力发育以及体格生长、情绪调节都起到很好的效果。所以莴笋能够有镇静的作用，食用莴笋能够消除紧张、促进睡眠。

莴笋与一般蔬菜不同的是，其内部含有大量氟元素，对于人体骨骼和牙齿的成长有促进作用。另外，莴笋还能够促进消化液分泌，有效促进食欲，对于预防风湿性疾病以及痛风都有很好效果。

菠菜粥

【原 料】：

稀饭1碗，菠菜40克。

【做 法】：

1.菠菜洗净切碎，过水之后滤干。

2.菠菜加入研磨器中，磨成糊状，混入稀饭中。

【功效】：

菠菜的营养价值非常高，统计表明，每100克菠菜，含有104.6千焦热量，5克碳水化合物，0.5克脂肪，3克蛋白质，2克纤维素。另外，菠菜的口感十分柔软滑嫩，味道十分鲜美，含有大量的维生素C、蛋白质、胡萝卜素，以及铁、磷、钙等微量矿物质。另外，菠菜除了作为鲜菜之外，还能够脱水制干以及速冻。其主要功效有：

1.能够有效促进人体生长发育、增强免疫能力：菠菜中富含胡萝卜素，能够在人体中完成维生素A的转换，对于保护视力、维护上皮细胞健康、提高免疫有很好效果，对于小孩成长也有很好的促进作用。

2.能够有效促进身体新陈代谢：菠菜富含的微量物质，能够有效促进身体机制的新陈代谢，对于人体保健有良好效果。

3.能够有效保障营养以及增进健康：菠菜内部富含大量维生素C、维生素E以及各种微量元素，包括钙、磷以及铁等有益元素，能够有效补充人体所需元素；其富含的铁对于缺铁性贫血的治疗有很好的辅助作用。

4.通肠导便，有效防治痔疮：菠菜含有很高的植物粗纤维，对于肠道蠕动有很明显的促进作用，对于缓解排便有很好的效果，而且对于胰腺分泌十分有效，能够促进消化。其次，菠菜对于痔疮、便秘、慢性胰腺炎、肛裂等都有很好的治疗效果。

5.能够有效清洁皮肤、抵抗衰老：菠菜内部还有能够有效促进细胞增殖作用的物质，不仅仅能够抗衰老，还能有效增强青春活力。我国传统中有将菠菜捣烂取汁，用来洗脸，连续使用，可以起到清洁皮肤以及毛孔的效果，也能够有效减少皱纹以及色素斑，从而有效保持皮肤的光洁。

菠菜洋葱牛奶羹

【原 料】：

洋葱半个，菠菜少许，牛奶适量，清水半杯。

【做 法】：

1.菠菜洗净过水，滤干水分，选择叶尖的部分切碎研磨。

2.洋葱切碎成泥。

3.将洋葱泥、菠菜泥以及水放在锅中，小火煮到黏稠状，加入牛奶之后搅匀出锅。

【功效】：

菠菜有多种食用方法，能够炒、拌、烧以及做汤，还可以当配料使用，常见的菠菜菜品有"姜汁菠菜""芝麻菠菜"以及"海米菠菜"等。菠菜富含草酸，食用过多会抑制人体对钙物质的吸收，所以我们食用菠菜之前最好先过水，从而有效降低草酸含量。一般来说，生菠菜不适合与豆腐一起食用，否则会影响消化。

菠菜在烹熟之后口感十分软滑，利于消化，对于老幼病弱者十分适合。常在电脑旁工作的人、注重皮肤健康的人常食用菠菜也十分有利。另外，糖尿病人（特别是Ⅱ型糖尿病人）应当经常食用菠菜，对于稳定血糖有极好效果。菠菜还十分适合于高血压、贫血、便秘、坏血病患者，过敏者食用，但是脾虚便溏者不能多食。

蒜泥海带丝

【原 料】：

海带90克，精盐、大蒜、酱油、香油、醋等适量。

【做 法】：

1.将海带发好，切丝。

2.海带用清水煮软，加入各种调料拌匀。

【功效】：

海带富含各种营养物质，包括脂肪、蛋白质、膳食纤维、碳水化合物、铁、磷、钙、碘、胡萝卜素，以及各种维生素B、烟酸等多种微量元素。

海带具有十分独特的风味，有很多种食用方法，无论是凉拌、荤炒还是煨汤都有很好的食用效果。海带作为一种碱性食品，适量食用能够有效促进人体对钙的吸收。在我们日常的食物中，海带所含的碘是最高的，每100克海带，有300~700毫克的碘含量。碘作为人身体必需微量元素之一，也是合成甲状腺素的最重要的原料之

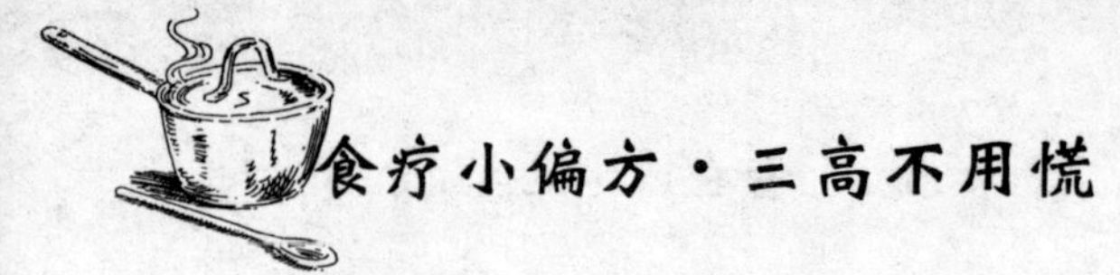

一，长期缺碘会导致甲状腺肿大，而多食用海带就会大大降低出现这种疾病的概率。另外，海带的析出物甘露醇也是一种很好的渗透性利尿剂，它可以有效降低人体颅内压以及眼内压，缓解脑水肿和水肿，是水肿以及小便不利的病人的最佳食疗用品。此外，海带还能够有效地抑制癌症。

海带含钙量较高。钙对于人体有重要作用，不仅能够防止血液酸化，还能够有效防癌。海带含有的大量碳水化合物以及胡萝卜素对于防癌、抗癌有很好效果。海带能够抑制癌细胞影响人体胃肠，预防胃癌。不过海带属于寒性物质，脾胃虚寒者不宜食用。海带中还含有砷元素，砷的过量摄入会引起酸性中毒；所以，食用海带之前，首先需要用水漂洗，让砷溶解到水里，一般需要浸泡一整天并且多次换水，从而让海带的砷含量能够不伤害人身体。

茄子蜂蜜饮

【原 料】：

柠檬半个，茄子一个，蜂蜜15毫升，生姜少许。

【做 法】：

1.茄子先洗净去皮，再切块备用，柠檬去皮，生姜切丝待用。

2.将茄子、姜丝以及柠檬利用榨汁机榨汁，加入蜂蜜以及清水饮用。

【功效】：

茄子含有大量蛋白质、脂肪，还有多种维生素及矿物质等，并有大量糖分，是一种常见的蔬菜。茄子还含有大量的维生素P，每100克紫茄中的维生素P超过720毫克，这样的含量不但比通常的蔬菜要高，甚至要高过很多水果。维生素P能够促进人体细胞之间黏着力的增强，对于有效改善人体微细血管的脆性有很好的效果。

另外，茄子内部含有的仰角苷，能够有效降低胆固醇。西方科学家在一些动物实验中发现，食用茄子汁的兔子比没有食用的兔子体内的胆固醇含量低10%。另外，美国的一家杂志发表的《降低胆固醇十二种方法》中，关于茄子的食用方法高居榜首。

所以，对于高血压、冠心病、动脉硬化、紫癜、咯血以及坏血病患者来说，食用茄子有很好的食疗效果。此外，科学家研究表明，茄子还能够有效抑制癌症。印度的药理学家在茄科植物里提炼出的龙葵素，可以有效防治胃癌、子宫颈癌、唇癌等症。另外，化疗中的病人，身体发热的时候，茄子也能够有很好的辅助治疗功效。

南瓜粥

【原 料】：

粳米150克，南瓜180克，清水适量。

【做 法】：

1.南瓜削皮去子切块，煮熟之后捣成糊状。

2.粳米洗净泡好待用。

3.锅中加入粳米以及南瓜糊，加水之后大火煮沸，在熬制的过程中搅拌均匀。

4.沸腾之后转小火，熬至粳米煮熟。

【功效】：

南瓜中富含多种对人体有益的物质，包括氨基酸、糖分、类胡萝卜、活性蛋白以及多种微量元素，这些成分对于人体有很好的功效。

1.南瓜富含活性蛋白。南瓜中含有的活性蛋白质量很高，其氨基酸种类丰富，包括苯胺酸、亮氨酸、赖氨酸、苏氨酸等。

2.南瓜富含类胡萝卜素，南瓜中含有的丰富的类胡萝卜素能够有效地转化为维生素A，对于人体皮肤的生长以及视力的正常化、骨骼的成长都有明显功效。

3.南瓜是多糖类物质。南瓜多糖的特性，能够有效促进人体免疫力的增强，有效促进人体细胞成长，另外还能够利用活体补钙等方式来达到对免疫系统的调节。

4.南瓜富含矿物质。南瓜中含有的各种矿物质，对于中老年人以及高血压患者，有很好的功效，对于预防骨质疏松以及降低血压有很好的食疗效果。

5.南瓜富含脂类物质。一些科学研究表明，南瓜中的脂类物质能够有效治疗和预防泌尿系统以及前列腺疾病。

南瓜浓汤

【原 料】:

南瓜200克，稀粥1碗，清水、牛奶适量。

【做 法】:

1.南瓜洗净，放入碗中，加入少量清水，用保鲜膜覆盖，在微波炉中加热3分钟，之后去皮，捣成糊状。

2.锅中加入水以及南瓜糊，中火煮沸，变成小火熬制，出锅之前加入牛奶，盛出即可食用。

【功效】:

《本草纲目》记载，南瓜对于人体有多重良好效果。

1.南瓜能够促进消化，其中含有的果胶物质还能够有效保护胃黏膜，使胃部免于遭受粗糙食品的刺激，缩短胃部溃疡面的愈合时间。另外，南瓜能有效促进胆汁分泌，增强人体的消化能力。

2.有解毒功效。南瓜中富含维生素以及果胶。果胶是一种具有吸附能力的物质，能有效除去人体内的有毒物质以及细菌类毒素，比如对于铅中毒、汞中毒等都有一定的解毒功效。

3.南瓜有利于清理致癌物质。南瓜能有效促进细胞生长，抑制肝、脾癌细胞的生长。

4.南瓜能够有效预防糖尿病，促使血糖降低。南瓜含有丰富的钴元素，能有效地促进人体的新陈代谢，具有极强的造血功能。同时，钴元素还能有效促进人体维生素B_1的合成，对于预防糖尿病有很好功效。

降压荞麦面

【原 料】：

胡萝卜60克，荞麦面160克，虾皮、紫菜、青蒜、高汤、盐、味精适量。

【做 法】：

1.荞麦面加水和成面团，擀成面条备用。

2.油锅烧至八成热，放入胡萝卜、青蒜炒香，加入高汤、紫菜、虾皮以及各种调味品。

3.将荞麦面条下入锅中，煮熟，捞出冷水过水，加入做好的汤料，即可食用。

【功效】：

荞麦含有丰富的蛋白质、纤维素、维生素、镁、钙、钾、铁、铜、锌、硒等。因为荞麦富含蛋白质以及维生素，因此对于降血脂、保护视力、软化血管以及降低血糖有很好的效果。另外，荞麦能够杀菌消炎，有“消炎粮食”的美誉。

荞麦的谷蛋白含量很低，以球蛋白为主。其蛋白质中，赖氨酸的含量最高，蛋氨酸的含量最低，这样的一种氨基酸模式能够与我们通常食用的谷物（比如小麦、大米以及玉米赖氨酸含量较低）达到互补的功效。

荞麦含的碳水化合物以淀粉为主。由于其颗粒比较细小，因此与通常的谷类相比，荞麦容易煮熟，易于消化，便于加工。

荞麦富含膳食纤维，一般来说其含量超过精制大米的10倍；另外，荞麦的微量元素也远远高于一般的谷物。

荞麦蒸饺

【原 料】：

面粉、荞麦面各60克，西葫芦、羊肉末、生姜末、葱花、蛋清、香油适量；精盐、味精、料酒少许。

【做 法】：

1.荞麦面与面粉一起和面，发酵大约25分钟，擀成饺子皮。

2.羊肉末、生姜末、葱花与各种调料混合搅拌，西葫芦用盐腌制之后挤出水分，加入馅中。

3.包成饺子，煮熟食用。

【功效】：

荞麦富含维生素E、烟酸、可溶性膳食纤维以及芦丁（也就是芸香甙）。芦丁能够有效降低人体血脂以及胆固醇，软化血管，保护视力，对防止脑血管出血也有很好的效果；另外，烟酸还能够加快人体的新陈代谢，强化人体的解毒能力，加快小血管扩张以及降低人体血液中的胆固醇。

荞麦富含镁元素，有增强人体纤维蛋白的溶解能力，从而强化血管扩张能力，进而消除凝血块，达到抗血栓的目的，对于血清胆固醇降低有很好效果。

荞麦富含黄酮成分，能有效抗菌止咳、消炎、祛痰、平喘和降血糖。

牡蛎饺子

【原 料】：

猪瘦肉30克，牡蛎肉50克，精盐、葱花、鸡汤、蛋清、淀粉适量。

【做 法】：

1.将猪瘦肉以及牡蛎肉剁成末，加入各种调料。

2.包成饺子，煮熟食用。

【功效】：

牡蛎肉味道鲜美，口感爽滑，并且营养丰富，含有十分丰富的蛋白质、钙、磷、铁以及脂肪等营养成分，牡蛎有“海底牛奶”的美誉。在欧洲，牡蛎被称为“神赐魔食”，日本人认为牡蛎是“根之源”。我国素有“南方牡蛎，北方熊掌”的说法。每100克牡蛎含有蛋白质11克、脂肪2克、钠500毫克、钾250毫克、镁80毫克、钙140毫克、锌10 毫克、铜135毫克铁8毫克、硒 85微克、磷128毫克，另外，还富含维生素A以及烟酸。牡蛎肉的含碘量比牛奶以及蛋黄都要高，其含锌含量是食物中最多的。另外，牡蛎中还富含海洋生物特有的活性物质以及各种氨基酸。

牡蛎有很好的食疗效果。我国传统医学认为牡蛎：“甘平无毒，可用来解五脏，调中益气，养血，以解丹毒，另外可用于醒酒止渴和活血充饥”，经常食用牡蛎还能够润肤养颜，促进美容。我国《本草纲目》有载，牡蛎肉“多食，可细洁皮肤，亦能补肾壮阳，治虚和解丹毒。”西方医学还通过科学研究发现牡蛎肉能够有效降低血压，滋阴养血。另外，牡蛎还能够“细肌肤，美容颜”，对于滋阴养血以及健身壮体等有明显的效果，所以牡蛎肉被认为是一种美味海珍，具有健美强身功能。

话梅粉番石榴

【原料】：

番石榴2个，话梅粉10~20克。

【做法】：

1.将番石榴洗净，切块。

2.将话梅粉撒在番石榴块上，直接生吃食用。

【功效】:

番石榴是一种果皮很薄，黄绿色，果肉厚实，清甜脆爽，心小子少，营养丰富的果实。由于番石榴含有丰富的维生素A、维生素C、纤维质及磷、钾、钙、镁等微量元素，对于降低血压有很好的功用。此外番石榴富含蛋白质和脂质以及不饱和脂肪酸，不仅能抗老化，还能排出体内毒素，促进新陈代谢，调节生理机能，而且糖分较少，因此是高血压和糖尿病患者的最佳水果。此外，番石榴配合帮助消化的话梅粉一同入膳，作为饭后水果或者日常水果，其富含的矿物质，能有效补充人体维生素需求而不会增加体内血压和脂肪负担，因此对于有喝小酒习惯的患者，有醒胃、促进消化、加快脂肪代谢的功能，是目前比较流行的“降压”佳品。

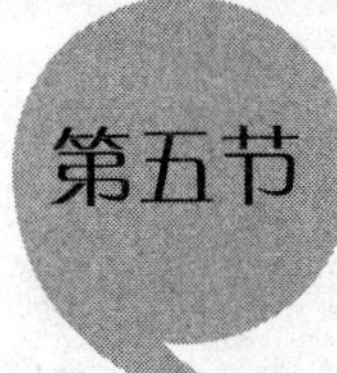

第五节 高血压的降压小偏方

枸杞菊花茶

【原 料】:

枸杞15颗，菊花3~4朵。

【做 法】:

1.枸杞在清水中浸泡半个小时，清洗干净。

2.菊花与枸杞一起放入杯中，加入开水，闷泡十分钟。

【功效】:

枸杞富含枯可胺A、多种维生素、氨基酸以及甜菜碱等。这些物质能够有效地软化血管、降低血压、降低血糖、降低胆固醇、保护肝脏、增强人体免疫能力。枸杞在中医里具有预防动脉硬化、肝硬化、糖尿病以及增强人体免疫能力的功效。枸杞具有味甘性平的特性，能够滋阴补血、益精明目。在我国传统医学中，枸杞常常被用来治疗肝肾阴虚以及因精血不足而导致的头昏目眩以及腰膝酸软。

山楂菊花茶

【原 料】:

决明子、菊花各10克，山楂少量。

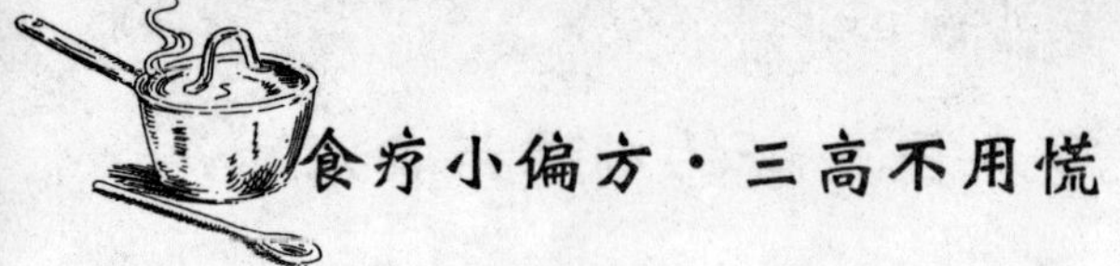

【做 法】:

1.决明子、山楂加入沸水中熬制15分钟。

2.加入菊花在熬好的汁中浸泡片刻，倒出饮用。

【功效】:

山楂富含多种维生素、酒石酸、山楂酸、苹果酸、柠檬酸等，黄酮类、蛋白质、脂肪、糖类、内酯，钙、磷、铁等矿物质也有很高的含量。山楂所含的解脂酶可以有效促进人体对脂肪类物质的消化，从而对胃液的分泌和胃内霉素的增加有很好的功效。

1.能够有效抑制心血管疾病的发生，对于降低血压、降低胆固醇、软化血管以及利尿、镇静都有很好的作用。

2.山楂还具有平喘化痰的作用、对于抑制细菌以及治疗腹痛有很好效果。

3.山楂能够活血化瘀，对于解除局部瘀血、缓解跌打损伤等都有很好的辅助疗效。

4.能够开胃消食，尤其对于消除肉类积滞有更好的效果，我们常见的消食类药品中通常都加有山楂。

抗压乌龙茶

【原 料】:

菊花15克，乌龙茶5克。

【做 法】:

1.菊花、乌龙茶置于杯中。

2.加入开水，冲泡15分钟。

3.倒出即可饮用。

【功效】:

乌龙茶有提升人体类蛋白以及脂肪酶的功能。换句话说，乌龙茶并不能够溶解脂肪，但是它能够增加分解脂肪的酵素含量，因此饮用乌龙茶之后，人体内脂肪的代谢量能力得到强化，从而能够有效地减肥瘦身。

有科学实验表明，120个成年人，持续每天饮用两次、每次300毫升的乌龙茶，在一个半月之后，体重虽然没有得到明显的降低，但是实验人的腰围、血液中性脂肪、腹部脂肪以及胆固醇都得到了明显的控制和降低，这就是乌龙茶里含有的多酚类物质起到的作用。

三花茶

【原 料】：

菊花5克，金银花5克，花茶5克。

【做 法】：

1.将材料放入杯中。

2.倒入开水，冲泡15分钟。

【功效】：

三花茶能够有效散风清热，进而平肝明目。对于风热感冒、眼目昏花、头痛眩晕以及目赤肿痛有很好的效果。能够有效抑制金黄色葡萄球菌、痢疾杆菌、乙型链球菌、伤寒杆菌、大肠杆菌、绿脓杆菌、副伤寒杆菌、人型结核菌以及流感病毒。还能有效扩张冠状动脉，增大血流量。菊花也有很好的降压作用。

山楂减重茶

【原 料】：

红茶10克，炒陈皮10克，炒山楂、生山楂各9克。

【做 法】：

1.将材料混放在保温杯中。

2.加入开水，泡15分钟后饮用。

【功效】:

山楂富含多种营养元素，可以与多种水果媲美，尤其是有机酸以及维生素C含量很高。山楂口感酸甜可口，尤其适于生食，另外也可以加工成山楂片以及山楂酒。山楂具有很高的药用价值，还能够有效健脾胃、促消化，对于高血压也有很好效果。

自从元代起，山楂就被当作重要的中草药，对于消食积、活血化瘀、驱绦虫等都有很好的功效，西方医学研究发现，山楂能够有效降血脂，对于增加冠状动脉流量以及抵抗心律不齐有显著效果。

山楂红糖饮

【原 料】:

山楂10个，红糖少许。

【做 法】:

1.山楂洗净去子。

2.将红糖、山楂以及少量水加入榨汁机中。

3.榨出汁之后，可放入冰箱中冰镇片刻再饮用。

【功效】:

山楂是一种广受人们喜爱的食品，外观看起来圆润浑圆，形似玛瑙，而且其食用价值以及药用价值都很高。

每100克鲜山楂含有维生素C超过90毫克，在水果中算是维生素C含量较多的。另外，山楂还富含胡萝卜素，尤其是其含钙量极高，达到了90毫克，这在各种瓜果蔬菜中也是居于前列的，对于小孩、孕妇以及老人吸收钙质十分有利。另外，山楂还富含铁、蛋白质、脂肪、烟酸以及碳水化合物等各种营养成分。在我国，山楂被当作果品已经有很悠久的历史了。山楂通过与具有补中益气作用的红糖相配合，做成饮品，其味道酸甜，有利于促进胃部分泌消化液，从而促进消化，增进食欲。此外，山楂还具有多种药用价值。山楂最为明显的药用功效就是健胃消食。在中药素有“焦三仙”美誉的三种偏方，也就是帮助消化、治疗腹泻最为常见的药方，山楂就是焦三仙中的“一仙”。

山楂生姜甜饮

【原 料】：

山楂60克，生姜5克，红糖、清水适量。

【做 法】：

1.山楂洗净去皮切片，生姜洗净切片备用。

2.山楂片放进锅中，加入红糖烘炒五分钟，然后在锅中加入水，放进生姜片，熬制一刻钟。将粗渣过滤之后，即可饮用。

【功效】：

生姜内部具有辛辣以及芳香的成分。辛辣主要是因为生姜含有一种叫作“姜油酮”的具有芳香性的挥发油脂。生姜能促进病人发汗解表，解鱼蟹毒，温肺止咳，温中止呕以及解药毒。所以生姜可以作为一味健胃药使用，它还具有温暖、发汗、止呕、兴奋以及解毒功效，尤其是对于鱼蟹毒、天南星、半夏等中毒之后的解毒作用更加明显。对于感染风寒、痰饮、咳嗽、头痛以及胃寒呕吐者有明显的缓解作用。另外，在人遭受冰雪或者水湿以及寒冷之后，如果能够饮用姜汤，对于血液循环以及驱寒都有明显作用。

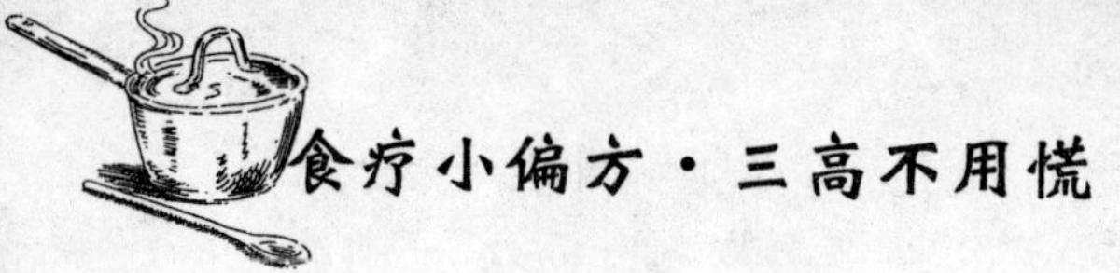

榛子枸杞粥

【原 料】:

枸杞20克，榛子仁40克，粳米140克，冰糖适量。

【做 法】:

1.榛子仁切碎，与枸杞一起放入锅中加水熬煮，滤掉粗渣。

2.将过滤之后的榛子枸杞汤加清水放入锅中，加入粳米熬制成粥。

【功效】:

榛子有极高的脂肪含量，而且所含脂溶性维生素也更加容易被人体吸收，对于体弱多病、身体羸弱者有很好的滋补效果。榛子富含维生素E，能够延缓衰老、润泽肌肤，并且预防血管硬化。另外，榛子还含有一种叫作紫杉酚的抗癌成分，这是红豆杉醇中的一种有效成分，红豆杉醇能够有效抑制卵巢癌、乳腺癌以及其他癌症，能够有效增强患病者的生命力。我国传统医学认为，榛子具有补脾养胃、益气增力、明目健行的功能，而且对于消渴、盗汗以及夜尿频多等肺肾功能不强等症有明显效果。

莲子金针粥

【原 料】:

莲子40克，瘦肉120克，粳米100克，金针菇80克，枸杞20克，盐、味精、葱花、香油以及料酒少许。

【做 法】:

1.瘦肉切末，莲子和枸杞温水浸泡半个小时。

2.粳米下锅加清水煮至半熟，加入瘦肉末，片刻之后加入莲子、枸杞、金针菇，小火熬制15分钟，加入盐、味精以及香油。

【功效】：

每100克干金针菇中含有蛋白质11克、碳水化合物65克、脂肪2克，含量均超过了西红柿与大白菜。其碳水化合物的含量和热量与大米近似，其中维生素A的含量超过胡萝卜2倍以上。另外，金针菇还富含粗纤维、磷、铁、钙及各种矿物质。在我国传统菜品文化中，金针菜、香菇、木耳和玉兰片有干菜中的“四大金刚”之美誉，对人体健康有很大的好处。

金针菇具有养血平肝以及利尿消肿的作用。可以用来治疗头晕，心悸，耳鸣，吐血，腰痛，大肠下血，衄血，淋病，水肿，咽痛以及乳痈等。另外，也可作为病后或产后的滋补用品。

金针菇的食疗功效

1.金针菇具有健脑抗衰的功能，在日本养生文化常见的八种健脑类别食材中，金针菇排在第一位。

2.能够有效降低动物血清中的胆固醇，可以预防高脂血症，也能有效延缓人体衰老。

3.金针菇还具有清热、利尿、利湿、明目、健胃消食、止血、安神、消肿、通乳等功能。

金针菇的花、茎、叶、根均有极佳的药用价值。金针菇与黑木耳搭配，更能够强化其营养成分。

莲子瓜皮粥

【原 料】：

粳米80克，西瓜皮50克，莲子30克，盐、冰糖、葱花适量。

【做 法】：

1.西瓜皮洗净，将表皮刮净，切片用盐稍微腌制备用。莲子去芯，泡入清水中15分钟。

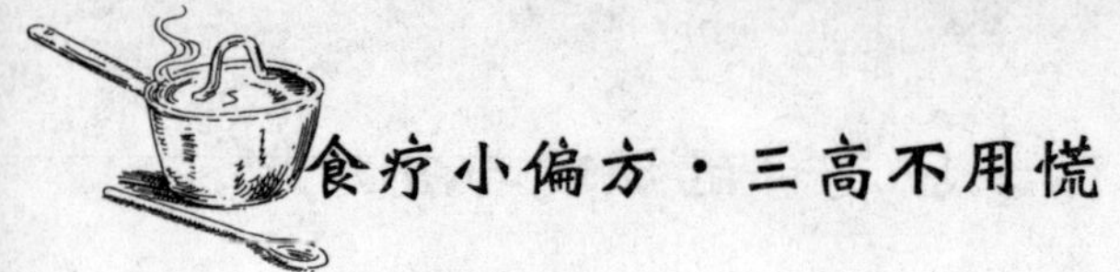

2.粳米洗净下锅，加入莲子和清水，大火熬煮，到八成熟的时候加入冰糖以及西瓜皮，调至小火，煮成黏稠状，加入葱花即可出锅食用。

【功效】:

莲子是常见的滋补类食材，具有极佳的滋补效果。通常我们会在家里自制冰糖莲子羹、银耳莲子羹等，也可以以其为配料制作八宝粥。在我国古代，莲子羹被认为是可以消除百病的滋补品。

1.有防癌、抗癌的功效：莲子能够有效滋补五脏，通畅十二经脉的气血，另外，莲子含有的氧化黄心树宁碱能够有效地抑制鼻咽癌，这也是莲子能够防癌、抗癌的基础。

2.莲子能够有效降血压：莲子内部含有非结晶形生物碱N－9，具有极佳的降血压功效。

3.莲子能够有效强心安神：莲子内部含有生物碱，有很强的强心作用，莲芯碱尤其具有抗钙性以及抵抗心律不齐的功效。

4.莲子具有滋养补虚以及止遗涩精的作用：莲子中富含棉子糖，这是一种适合于各个年龄阶段人员的滋补品，尤其利于久病、产后以及老年体虚者食用。另外，莲子碱还能够有效平抑性欲，因此，可以用来治疗青年人多梦、遗精频繁以及滑精症状。

黑米莲子粥

【原 料】:

桂圆40克，莲子30克，黑米140克，糖适量。

【做 法】:

1.桂圆洗净，去皮去子。

2.锅中加入适量清水，烧开之后放入桂圆、黑米、莲子一起熬制，煮熟即可食用。

【功效】：

黑米含有十分独特的营养成分，在我国民间被称为“贡米”“药米”以及“长寿米”。现代科学分析表明：黑米富含各种营养成分。张骞在开拓“丝绸之路”的过程中发现了这种独特的奇米，将其献给汉武帝，皇帝尝后称其为“神米”，从此成为皇家专享，所以也被称为“黑贡米”。黑米具有极高的营养价值和药用价值，据《本草纲目》记载，黑米具有“滋阴补肾、明目活血、健脾暖肝”的独特功效。黑米入药，能够有效治疗头昏、白发、贫血、眼疾等病症。

黑米独特的黑色，是因为其外部皮层里富含花青素类色素，具有极高的防抗衰老功能。现代科技研究表明，黑米的颜色越深，其含有的色素越多，抗衰老效果也就越强，黑米含有的色素具有极强的功能，这种色素本身富含黄酮类的活性物质，其含量超过白米的5倍，因此能够强化动脉硬化的防治功能。

冰糖银耳糖水

【原 料】：

银耳300克，冰糖适量。

【做 法】：

1.银耳洗净加入清水熬制半个小时。

2.加入冰糖炖化为止。

【功效】：

银耳具有很高的营养价值，富含蛋白质、脂肪以及多种氨基酸和矿物质，还含有大量的肝糖。在银耳的蛋白质中，氨基酸的种类尤其多，共有17种，几乎涵盖了人体必需的所有氨基酸类型。另外，银耳还富含各种矿物质，如钙、铁、磷、钠、硫、镁、钾等，尤其是钙和铁含量极高。统计表明，每100克银耳含有钙783毫克、

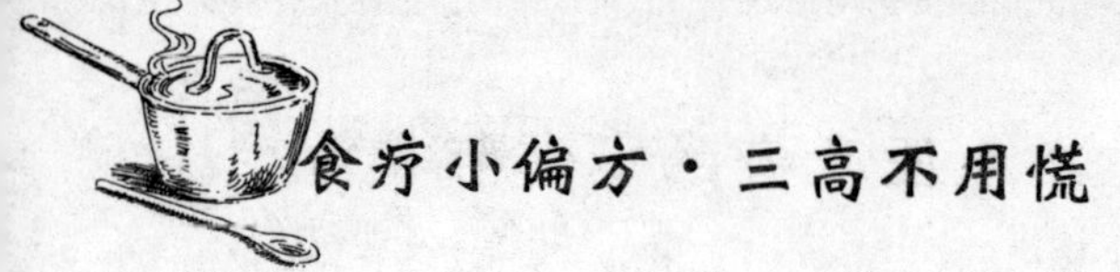

铁49.8毫克。此外，银耳还富含海藻糖、甘露醇以及多缩戊糖等肝糖，具有极高的营养价值，尤其对于扶正强壮有很好的功效，因此银耳被看作是一种高级的滋养补品。质量上乘的银耳被称为雪耳，也被誉为“菌中之冠”，不仅仅是一种名贵的滋补佳品，也是一种扶正强壮的补药。在我国古代，皇家贵族均视银耳为“延年益寿之品”以及“长生不老良药”。

百合银耳糖水

【原 料】：

红枣40克，玉米面50克，百合20克，花生米30克，燕麦30克，枸杞20克，银耳20克，冰糖适量，黑芝麻粉少许。

【做 法】：

1.百合、花生米、银耳先用水浸泡。

2.将泡好的各种食材放入锅中，加入清水，待水煮沸，将黑芝麻粉、燕麦以及玉米面加入锅中，煮烂之后再加入冰糖、枸杞，煮烂搅匀即可食用。

【功效】：

百合具有很高的营养价值。百合中含有淀粉、脂肪、蛋白质及多种微量元素，诸如钙、铁、磷。另外，百合中还有大量的维生素B_1、B_2以及维生素C。此外，百合独有的一些营养成分，比如秋水仙碱。这是一种生物碱，这些成分对于人体一方面可以达到营养滋补的目的，另一方面也能有效防治因为秋季气候干燥而导致的各种季节性疾病。我国传统医学认为，鲜百合能够养心安神，润肺止咳，尤其是对于病后虚弱之人大有好处。

杏仁提子麦片粥

【原 料】：

提子干30克，杏仁60克，麦片60克，精盐、蜂蜜适量，牛奶一杯。

【做 法】：

1.清水加入精盐煮沸，加入麦片，搅拌均匀中火熬制两分钟。

2.关火冷却，盛出于碗中之后，加入适量牛奶、提子干、杏仁片以及蜂蜜，搅拌均匀。

【功效】：

杏仁是一种富含维生素B_{17}的常见果品，维生素B_{17}本身具有极强的抗癌效果，而且其对癌细胞的杀伤能力并不影响正常细胞的成长。

苦杏仁能够有效止咳平喘，润肠通便，对于肺痛以及咳嗽有很明显的疗效。而甜杏仁以及通常最为常见的干果大杏仁则属于滋润性质，对于补肺有一定的作用。

另外，杏仁中还有大量的维生素C以及多酚类成分，对于降低人体胆固醇含量，降低心脏病因多种慢性病的发病概率都有很好的效果。

银耳三丝

【原 料】：

猪瘦肉丝60克，银耳30克，火腿丝30克，鸡肉丝30克，蛋清、黄酒、淀粉、精盐以及香油适量。

【做 法】：

1.银耳用水发好之后，蒸一个小时。

2.鸡肉丝和瘦肉丝搅拌均匀，加入淀粉、蛋清、盐腌制15分钟。

3.油锅烧至六成热，加入肉丝翻炒均匀，再加入银耳、火腿丝以及各种调料，出锅之前用淀粉勾芡淋上香油。

【功效】:

1.银耳含有大量天然植物性胶质，这种物质具有极强的滋阴作用，长期服用可以有效滋润皮肤，并对于祛除脸部黄褐斑以及雀斑有明显作用。

2.银耳也能够强化肿瘤患者在放疗以及化疗中的耐受力和愈合力。

3.银耳具有极强的肝脏解毒功效，能够有效保肝；另外，银耳也能够有效防治慢性支气管炎以及肺源性心脏病有，尤其对于老年人效果更加明显。

4.银耳中含有的大量酸性多糖物质，对于人体免疫力增强，活跃淋巴细胞，强化白细胞对细菌的吞噬能力，以及加速骨髓造血功能都有很好的效果；另外，银耳多糖的抗瘤作用十分显著。

5.银耳含有的膳食纤维能够有效促进胃肠蠕动，降低人体对于脂肪的吸收，进而减少肥胖的可能。

6.银耳中含有大量维生素D，能够有效预防钙元素的流失，能够帮助促进人体发育；同时银耳富含硒元素，对于增强人体对肿瘤的免疫能力有很强的效果。

百合白果粥

【原 料】:

银耳、桂圆、莲子各20克，百合40克，红枣30克，白果适量。

【做 法】:

1.各种食材放入清水浸泡3个小时。

2.锅中加入清水，煮沸后加入莲子，待到莲子煮软之后，加入百合、红枣、银耳等，煮10分钟即可。

【功效】：

白果内含有大量的双黄酮，能够有效降低血清中的胆固醇，扩张冠状动脉，对于高血压、动脉硬化、冠心病以及脑血管痉挛都有很好的效果。另外，银杏酸能够有效抑制结核菌，并且杀伤葡萄球菌、炭疽杆菌、链球菌、伤寒杆菌、大肠杆菌、白喉杆菌以及枯草杆菌等各种细菌。煨白果能够有效收缩括约肌，对小儿遗尿、带下白浊、小便频数以及遗精的症状都有明显疗效。另外，白果能够抵抗肿瘤，对于祛痰、止咳、止喘都有很好的效果。

苹果豆腐羹

【原 料】：

苹果1个，香菇40克，杏仁40克，豆腐100克。

【做 法】：

1.豆腐切块过水待用。

2.香菇切碎过水，与豆腐同煮，加入各种调味料，制成豆腐羹。

3.杏仁去皮，苹果切碎，与豆腐羹搅拌之后食用。

【功效】：

苹果富含各种营养成分，包括多种维生素以及酸类物质。科学研究发现，每个苹果中含有约40毫克类黄酮，有18%的碳水化合物成分以及果胶。此外，维生素A、C、E以及钾元素和抗氧化剂的含量也很高。平均每个苹果含有膳食纤维7克，钾190毫克，钙15毫克，碳水化合物25毫克，磷15毫克，维生素C_8毫克，维生素B_7毫克。苹果具有比一般水果高的含钙量，可以有效地代谢身体多余的盐分。另外，苹果酸可用来分解热量，从而避免身体肥胖。而可溶性纤维果胶对于便秘则有较好的效果。果胶也能促使胃肠排放掉其

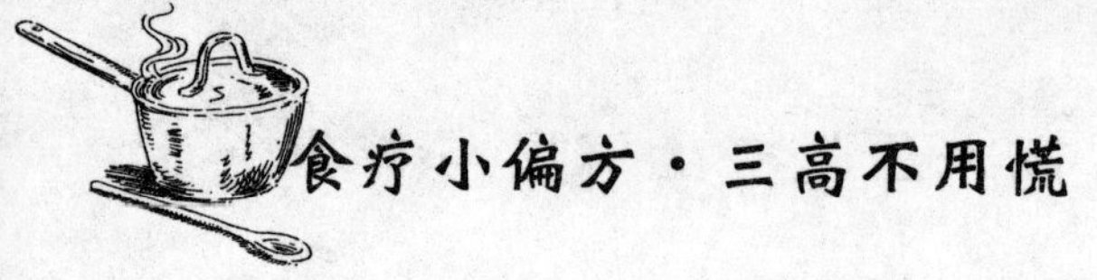

中的铅、汞、锰等有害物质，从而有效调节机体的血糖水平，防止血糖出现骤升骤降。

荠菜汤

【原 料】：

鲜荠菜适量。

【做 法】：

1.荠菜洗净切碎。

2.放入油锅中，大火爆香，加水煮十分钟。

【功效】：

荠菜含有丰富的荠菜酸，这是一种高效的止血成分，能够有效降低人体凝血时间。荠菜内有大量的乙酰胆碱、季胺化合物以及谷甾醇，不但能够降低血液以及肝里的胆固醇以及三酰甘油的含量，还能有效的降低血压。荠菜还含有能够消炎抗菌的登皮甙，可以有效地增强人体内的维生素C，有效抵御病毒，防止冻伤，对于糖尿病以及白内障病人有很好的食疗效果。荠菜中含有丰富的二硫酚硫酮，是一种抗癌物质。其次，荠菜还富含维生素C，能够有效阻止硝酸盐和亚硝酸盐在人体内向致癌物质亚硝胺的转换，可以预防胃癌以及食管癌。此外，荠菜也是高粗纤维物质，可以有效促进大肠蠕动，从而达到促进排泄、强化新陈代谢的作用，对于高血压、糖尿病、冠心病、肠癌、肥胖症及痔疮等都有明显效果。

荠菜胡萝卜汁

【原 料】：

胡萝卜200克，荠菜200克，蜂蜜适量。

【做 法】：

1.胡萝卜洗净切块，荠菜洗净切碎。

2.将胡萝卜块以及荠菜加入适量清水，放入榨汁机中搅拌，榨汁。

3.将榨出的汁加入适量的蜂蜜，搅拌均匀即可饮用。

【功效】：

荠菜富含胡萝卜素，对于眼干燥症以及夜盲症都有很好的效果。另外，荠菜对于痢疾、淋病、水肿、吐血、乳糜尿、血崩、便血、目赤肿痛、月经过多等疾病有一定的疗效。此外，荠菜还能够防治高血压、肥胖症、冠心病、肠癌、糖尿病及痔疮等。但是，便溏者要慎食荠菜，因为荠菜可宽肠通便。

番石榴凤梨汁

【原料】：

番石榴2个，凤梨30 克，橙1个，柠檬1个。

【做法】：

1.番石榴洗净，去子切块。

2.凤梨去皮，切块；橙去皮，切块。

3.柠檬洗净，切片，一起放入果汁机。

4.将所有果粒加入搅拌机，拌入蓝莓汁少许和适量冷开水搅匀即成。

【功效】：

番石榴具有降血压、降血脂的作用，配合含维生素丰富的凤梨和香橙一同榨汁饮用，有降血糖、治高血压、助消化、美容皮肤的功效。此饮料一般人群都可以食用。特别对于高血压、糖尿病、肥胖症及肠胃不佳患者，这是非常理想的食用水果。但是要注意的是，有便秘症状或者内热情况的人不适宜过多吃；肝热的患者也要

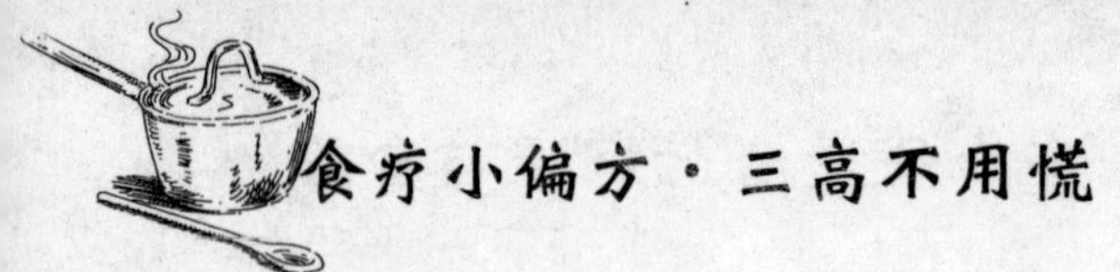

慎防食用，以防便秘，因为番石榴具有收敛止泻作用。市面上有很多关于番石榴降压的产品及食用方法，但是患有高血压的老年人则要适量食用，不能随波逐流地认为番石榴降压，就多多地食用。因为老年人肠道蠕动降低，是便秘的高发群体，如果过多的食用番石榴而不加节制，则容易出现或者加剧便秘情况。一般而言，有便秘症状的高血压老年人，适合一天饮用200~300毫升的番石榴汁或者等量的番石榴果实，过多则不宜。

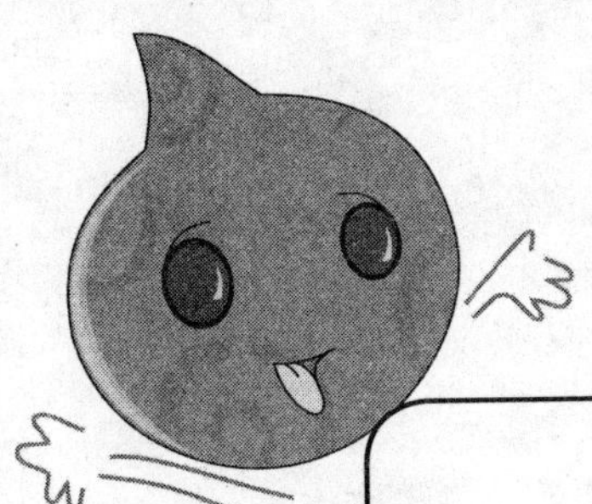

【第二章】

抑制『高脂血症』，全方位『消脂』的饮食计划

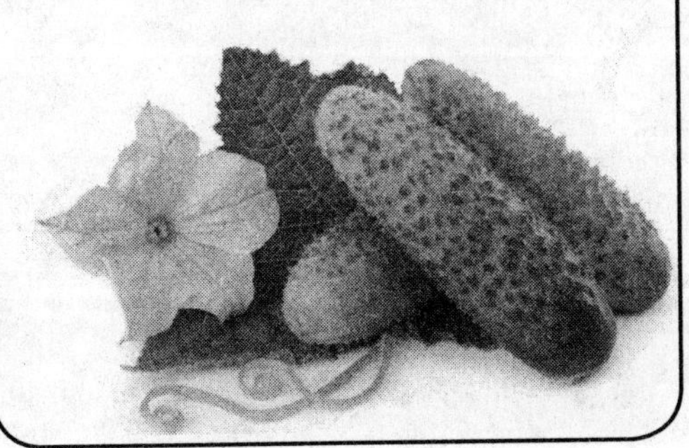

第一节 什么是“高脂血症”

关于“高脂血症”

随着社会的不断发展，人们对于食物种类的要求越来越多，天上飞的，水里游的，地上走的，应有尽有。人体内长期摄入过量高糖、高脂的食物，再加上长时间饮食不规律，极容易诱发高脂血症。一般来说，由于体内脂肪新陈代谢紊乱，导致血液内的脂质超过正常标准的疾病被称为高脂血症，即血脂异常。脂质最主要的表现形式是脂蛋白，因此，高脂血症还有另外一个名字——高脂蛋白血症。

高脂血症具有隐秘性、渐进性和周身性的特征。高脂血症会导致人体内部动脉粥样硬化的速度加快。在人体内部，动脉能够提供各个器官所需的氧气和血液。如果粥样斑块在动脉中出现拥堵，致使血液流通不畅，很可能会引发各种心脑血管病症。经专家研究证明，高脂血症是许多疾病的诱因，比如心肌梗死、冠心病、脑卒中和心脏猝死。在高脂血症的治疗中，除了必要的药物治疗之外，患者自身的调养也不可忽视。在现代社会，各种非药物疗法越来越受到患者的欢迎，负氧离子医治高脂血症的方法便是其中之一。该疗法无不良影响，在治疗高脂血症的同时，还能够提高患者的免疫力，对于各种长期高脂血症症患者尤其适用。

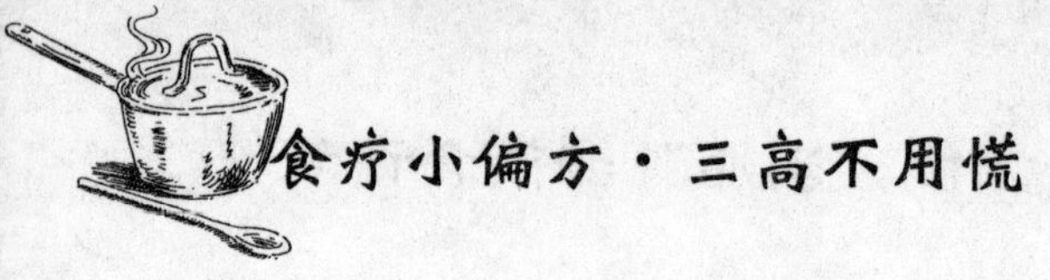

有很多人说，我不吃肉只吃素，就没有患高脂血症的可能。这种观点并不正确。原因有两点：第一，素食只能供给人体内部必需的碳水化合物，而对于脂质和蛋白质的供给相对较少。脂质和蛋白质不足，会影响脂质新陈代谢功能的发挥，最终成为高脂血病症的隐患。第二，如果长时间选择素食，那么将会导致人体内部缺乏必要的糖类、脂肪和蛋白质。时间一长，人体内部的蛋白质供给不足，便会出现困乏无力、面黄肌瘦等现象，对身体的健康极为不利。

对于高脂血症患者来说，其体内的血脂浓度高于普通人，包括总脂、三酰甘油、血浆胆固醇等。动脉粥样硬化是高脂血症最可怕的后果。动脉粥样硬化的危害极其严重，如果发生在眼部，患者的视力将会下降，甚至失明；如果出现在肾脏，严重的可能会造成肾衰竭；如果产生在脑部，极有可能发生脑中风。人体的血脂若长期得不到控制，会造成肝脏脂肪大量聚集，增大肝硬化的发病率。同时，动脉粥样硬化还会引起急性胰腺炎，严重者可致人死亡。除此之外，糖尿病和高血压也与血脂异常有关。高脂血症还可能遗传给后代，这种遗传会导致角膜弓、眼部瘤状物等疾病。

高脂血症的形成因素

许多人虽然患有高脂血症，但是身体并没有不良反应，所以绝大多数人都是通过检查才知道自己是不健康的。有的人心理承受能力差，一旦知道自己患了高脂血症就坐立不安。下面就主要介绍一下高脂血症症产生的原因，让大家都能对自己的身体状况有一个准确的认识和把握。

人们常说的高脂血症就是脂肪代谢过快或运转不得当造成血浆脂质比正常脂质要高的一种现象。所谓的高脂血症其实就是血脂异常，即血中的胆固醇（TC）和三酰甘油（TG）含量过高，而高密度脂蛋白胆固醇（HDL-C）含量过低。脂质几乎不能被水溶解，它只能依赖于蛋白质形成脂蛋白后生存下来。所以，高脂血症中最常见的就是高脂蛋白血症，这种症状突出表现为血清脂蛋白浓度很高。迄今为止，被人们所承认的高脂血症有高胆固醇血症、高三酰甘油血症及复合性高脂血症。

高脂血症症对身体的伤害是循序渐进的，是毫无征兆的。它最直接的影响就是加快了全身动脉粥样硬化的步伐，我们都知道：几乎人体的每个器官都需要动脉来提供血液和氧气，如果粥样斑块充斥在动脉里，后果将不堪设想。动脉硬化导致的肾功能减弱，跟高脂血症脱不了干系。研究调查显示，在患脑猝死、冠心病、心肌梗死、心脏猝死人群中，大部分都患有高脂血症。

除此之外，高脂血症还是引发高血压、糖耐量异常、糖尿病的一个潜在因素。如脂肪肝、肝硬化、胆石症、胰腺炎、眼底出血、失明、周围血管疾病、跛行、高尿酸血症都是高脂血症所引起的。对于那些有家族病史的高脂血症患者来说，出现腱状、结节状、掌平面及眼眶周围黄色瘤、青年角膜弓等症状也不足为奇。

血浆总胆固醇和三酰甘油对高脂血症的形成起到了推动催化作用。如果你体内的胆固醇含量超过5.2毫摩尔/升、三酰甘油含量超过1.7毫摩尔/升、低密度脂蛋白超过3.64毫摩尔/升，那就表明你正在受着高脂血症的威胁，必须及时去医院诊治。

以上就是高脂血症形成的主要原因，但饮食、肥胖对高脂血症的影响也不容忽视，在日常生活中，我们要养成良好的生活习惯。

高脂血症的分类

依据血脂异常的构成不同，高脂血症可以分为下列三种：

1.高胆固醇血症：普通人血液里的胆固醇含量不高于5.2毫摩尔/升；超过该标准的则属于临界性或者边缘性升高，对人体也有一定的危害；而高胆固醇血症的含量一般在5.7毫摩尔／升以上。到目前为止，导致血总胆固醇升高的根本原因还没被发现。胆固醇血症有原发性和继发性两种。原发性高胆固醇血症患者的发病原因可以归结为以下几类：第一类与遗传有关。这类人群发病的原因多是因为家族中有高脂胆固醇血症患者；第二类与饮食有关。患者因长期摄入高胆固醇的食物，包括海鲜、肥肉等，进而引发高脂胆固醇血症；除了上述原因之外，原发性高脂胆固醇血症还与年龄、停经和肥胖有直接联系。而继发性高脂胆固醇血症患者多患有其他疾病，比如慢性肾病、甲状腺功能减退和糖尿病等。除此之外，血胆固醇的升高与部分药物的长期使用有关，比如泼尼松或地塞米松、氢氯噻嗪等。

不管你是第一次发病还是以前就患过此病，你体内的低密度脂蛋白-胆固醇（LDL-C）都会很高。引发冠心病的原因是多方面的，比如说体内血胆固醇和低密度脂蛋白含量过高，所以，要想没有冠心病，动脉也不会硬化的话，就应该在平时的生活中多多注意，预防高胆固醇血症。

2.高甘油酯血症：它的具体表现就是血甘油含量高于1.7毫摩尔/升。其中饮食不当也是诱发此病的原因之一，如果你在日常生活中过食糖分过高的食物，并且酗酒、抽烟、不运动，都会引发此症。一般此症的患者都有家族病史，因为他们的遗传基因突变，体内的甘油血脂含量也就过高，他们的血液一般比较黏稠，表层跟奶油类似，下层也不透彻。这种患者也是急性胰腺炎的高发人群。糖尿病、胆道阻塞也是导致“继发性甘甜三酶血症”发生的原因之一。三酰甘油升得越快，就越容易引发冠心病和动脉粥样硬化。与此同时，患者体内的极低密度脂蛋白（VLDL）也会出现伴随性升高，HDL-C降低等症状，如果人体内HDL-C降低的速率过快，则会很容易患上糖尿病。

3.混合性高脂血症：如果在同一时间，你血中的总胆固醇与三酰甘油都升高了，那就可以基本断定患有此病。发生该病的主要原因有基因遗传、饮食不合理、其他疾病的影响。由于体内的血脂成分含量都超过正常标准，再加上HDL-C降低过快，所以更容易引发冠心病。

当你的血脂一经发现异常后，就应该去医院检查血糖是否过高，肝、肾功能是否正常，有无其他的心脑血管疾病，并且最好进行全身检查，看是否还有其他引发血脂异常的隐性疾病存在。在条件允许的情况下，最好家族中所有成员都应该去化验血脂，只有这样才能更好地找出原因，为以后的治疗做好充足的准备。

高脂血症的表现

高脂血症的表现是隐性的，不易被察觉的。大部分患有高脂血症的人都是后知后觉，在没有去医院检查之前都不知道自己患有高脂血症。不过如果在平时的生活中你细心注意自己身体的变化，还是会发现一些症状的，比如说舌尖暗黄、有瘀血、四肢麻木、手指反应迟钝等，这些症状的出现，跟全血黏度、血浆比黏度、红细胞聚集指数、还原黏度有着密切的联系。像有的人脸上会出现黄色瘤，它就是脂肪瘤的一种，多在眼睛周围长出黄色的斑块，以上的症状都是高脂血症引发的。大体上，高脂血症状根据严重程度分为五类：

1.高脂血症初期，病情较轻，身体也不会有任何的不适，但是这并不意味着血脂就是正常的，只有经常去医院检查血脂才能更好地了解病情。

2.大多数高脂血症患者的主要症状有：头晕、神疲乏力、失眠健忘、肢体麻木、胸闷、心悸等。但有的人的症状表现却跟其他疾病的表现相差不大，比如说有的患者血脂很高，但是完全没有不良反应，往往都是在体检验血的过程中偶然发现的。除此之外，患有高脂血症的人一般体重超过正常标准，过于肥胖。

3.如果患者的高脂血症已经很严重了，就会出现头晕目眩、头痛、胸闷、气短、心慌、胸痛、乏力、口角歪斜、不能说话、肢体麻

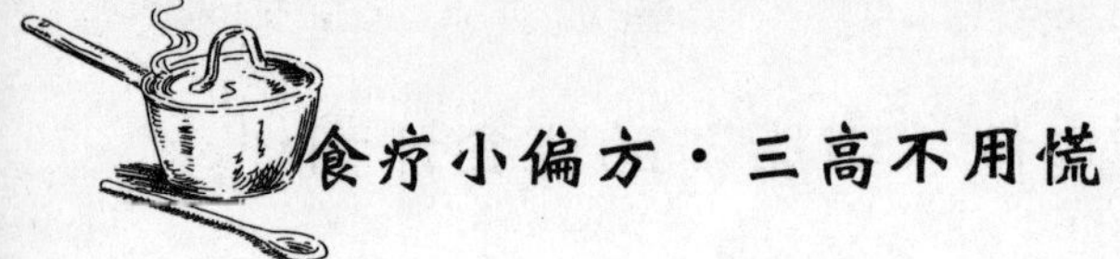

木等等一系列不良症状，更有甚者还会因此引发冠心病、脑中风等致命性疾病。

4.有的患者的血脂总是长时间降不下来，于是导致脂质无法正常排出体内，血管内皮堵塞而出现动脉粥样硬化，从而患者更易受到冠心病和各种动脉疾病的困扰，这些病的主要症状有心绞痛、心肌梗死、脑卒中和间歇性跛行（即剧烈运动后身体会疼痛）。

5.为数不多的高脂血症患者还可能会有角膜弓和高脂血症眼底改变等症状。角弓膜别名老年环，主要发病人群为40岁以上的高脂血症患者，虽然大多数都是遗传性高胆固醇血症，但是还是可以治愈的。高脂血症眼底改变形成的主要原因是富含三酰甘油的大颗粒脂蛋白沉积过多，该症状一般常见于患有高三酰甘油血症和乳糜微粒血症的患者身上。

鉴于高脂血症的症状不易被察觉，专家认为正常人隔一年就应该做一次血脂检查，超过40岁的人应该每年都去检查。对于那些有遗传基因的、体型过胖的、喜好吃糖的、抽烟、喝酒、不运动的、生活紊乱的、情绪变化较大的、精神不能完全放松的人、已经患有心血管疾病（冠心病、高血压、脑血栓）的、已患有高脂血症的病人、有高脂血症早期征兆（黄色瘤者）的，都应该在医生的指导和监督下按时检查血脂。

高脂血症的诊断标准

如何才能确定患有高脂血症呢？化验血液中的胆固醇和血浆中脂质的浓度就可以知道了。

高脂血症的诊断标准：胆固醇的高低

衡量是否患有高脂血症的第一个标准就是测量人体内部胆固醇的高低。一名成年人，空腹血清中总胆固醇超过5.72毫摩尔/升，三酰甘油超过1.70毫摩尔/升，就可以基本断定患有高脂血症了。而那些总胆固醇在5.2~5.7毫摩尔/升的人们则是处于高脂血症的始发期。高脂血症大致可以分为四类：

1.高胆固醇血症：血清总胆固醇含量超标，大于5.72毫摩尔/升，三酰甘油含量则不超过常规，小于1.70毫摩尔/升。

2.高三酰甘油血症：血清中三酰甘油含量异常，大于1.70毫摩尔/升，可总胆固醇含量正常，小于5.72毫摩尔/升。

3.混合型高脂血症：患者血清中总胆固醇和三酰甘油的含量已经超标，总胆固醇大于5.27毫摩尔/升，三酰甘油大于1.70毫摩尔/升。

4.低密度脂蛋白血症：血清高密度脂蛋白—胆固醇（HDL—胆固醇）含量不到9.0毫摩尔/升，低于正常标准。

高脂血症的诊断标准：血浆中脂质浓度

当血浆中脂质的浓度不在正常范围内时，就说明患了高脂血症。血浆中的脂质跟蛋白质是密不可分的，所以此病的别名为高脂蛋白血症。血脂中的主要成分是脂质和脂肪，磷脂、糖脂、固醇及类固醇都可归类于类脂质，三酰甘油则是脂肪的一种。我们除了可以从食物中获得胆固醇，人体的肝和大肠也有合成胆固醇的功能。当你从食物中获得过多的胆固醇或者是肝内合成的太多，都会使胆固醇无法正常排泄，胆道不通畅，从而引发高胆固醇血症。小肠吸收完食物中的脂肪后，被消化溶解而形成三酰甘油和乳糜微粒。肝脏凭借碳水化合物也能形成三酰甘油，一般糖类是主要的合成因素，如果多食糖类，体内的三酰甘油也会升高。

最需要我们关注的是，高脂血症患者在患病初期是没有任何不适反应的，只有血脂不正常。于是这也就成为大家的盲点，许多人都自认为身体很健康，却不料这也为心脑血管疾病埋下隐患。在我们看来，心脑血管疾病的最大特点就是发病突然，事实上它也是一点一点积累而成的。高脂血症一般都是依附在心脏的冠状动脉壁上，当达到心脏供血的50%~75%时就会有所反应。高脂血症对人体的影响是一个难以察觉、循序渐进的过程，根据病情的轻重，会有心脑血管疾病、残废、死亡等迹象。高脂血症在人年龄较小的时候就会开始吞噬血管，一般到了中年病情就会加重，但此时患者也很难感受得到，大部分人都要等到心脑血管疾病出现甚至出现心绞痛、心肌梗死、偏瘫等严重的症状并且有生命危险的时候才知道事情的严重性。

什么是胆固醇

胆固醇是由一种环戊烷多氢菲派生出来的，人们也常将它称为胆甾醇。在18世纪的时候，胆固醇就在胆石中被发现，1816年，化学家本歇尔根据它的脂质属性为它取名为——胆固醇。胆固醇最常见于动物体内，它主要存在于脑及神经组织中，其次像肾、脾、皮肤、肝和胆汁中的含量也不少。胆固醇在溶解属性方面跟脂肪相仿，一般都只溶解在乙醚、氯仿等溶剂中，在水中是无法溶解的。动物组织细胞中是不能没有胆固醇的，因为胆固醇不仅为细胞膜的形成做出了贡献，而且也是胆汁酸、维生素D以及甾体激素合成的关键因素。

胆固醇的最重要来源就是人体合成的，其次在食物中我们也能获得一部分的胆固醇。当一个成年人，体重在70千克左右，体内的胆固醇含量为140克，每天又能获取1克新的胆固醇，在这些里面有4/5的胆固醇都是人体自身合成的，1/5是摄取食物时获得的，一般而言，平均每天每人只需从食物中获取200毫克的胆固醇，就能使身体机能正常运行。另外，你所摄取的胆固醇并不能完全吸收，一般只能吸收30%，当食物中胆固醇的含量越高，吸收率就会越低，1个鸡蛋中的胆固醇含量为200毫克，但是要想完全吸收这200毫克的胆固醇，却需要吃3~4个鸡蛋，在专家看来，我们每天摄入50~300毫克胆固醇是最为恰当的。

针对胆固醇对人体的作用，有两种极端的不理性的观点。一种观点认为胆固醇是高危的，不能摄入。我们可想而知这种观点并不科学，因为他们直接忽视了胆固醇对人体的有利影响。具体来说，没有胆固醇，细胞膜就无法形成，一些甾体类激素和胆酸的生物也就不复存在。那些含有胆固醇的食物中其他营养元素也很丰富，如果一味地否定，很容易引发贫血和其他疾病。

另一种观点则认为胆固醇有百益而无一害，人们摄取的越多越好。这种观点显然也是不正确的，因为高脂血症、冠心病的产生跟胆固醇有极大的关系，如果你摄入的胆固醇超过正常标准，就会使动脉粥样硬化，引发冠心病。

我们最疑惑的问题就是每天胆固醇的摄入量，大体上要根据你的健康程度而定。健康的成人和不伴有冠心病或其他动脉粥样硬化病的高胆固醇血症患者，每天胆固醇的摄入量不能超过300毫克，而那些伴有冠心病或其他动脉粥样硬化病的高胆固醇血症患者，每天的摄入量不能超过200毫克。

在日常饮食中，要多吃膳食纤维丰富的食物。像芹菜、玉米、燕麦等就是不错的选择；多喝绿茶，茶叶中茶色素对降低胆固醇有一定的帮助；维生素C与维生素E也能调节血脂，多吃蔬菜、水果、豆类；忌食高脂肪食物，像动物的内脏、动物油等。

饮酒可使血中的高密度脂蛋白含量增多，能够预防高胆固醇血症。但我们不能贪杯，每天摄入的酒精量不超过20克（白酒不超过50克），葡萄酒也应该注意摄入量。

高脂血症的并发症

现在的人们都处于一种多吃少动的状态，自然而然血脂就升高了。当前，高脂血症患者可以说遍地都是，像高胆固醇血症、高三酰甘油血症及复合性高脂血症都是高脂血症的一种，它们也同时导致患者出现动脉粥样硬化和冠心病并发症。当体内血脂过多，就会形成"血稠"，并在血管壁上堆积，慢慢就会出现小斑块（即"动脉粥样硬化"），久而久之，这些斑块不断向周围扩散，血管就会不畅通，

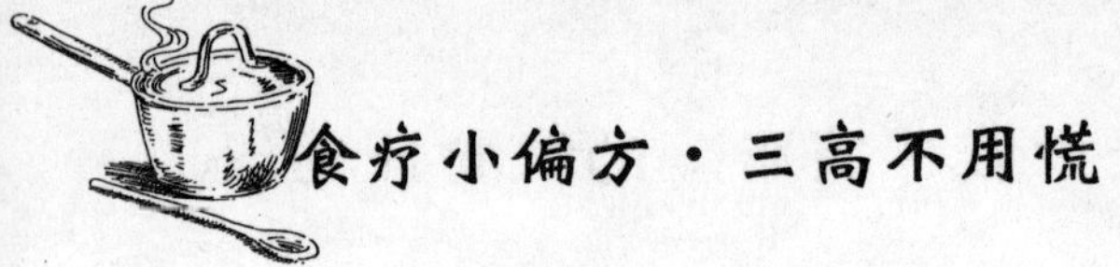

血流速度变慢甚至血液停止流动。如果你的心脏内发生这种状况，就会导致冠心病；如果出现在大脑内就会引发脑中风；如果发生在眼睛周围视力就会模糊甚至失明；如果出现在肾脏，极易导致肾动脉硬化、肾功能衰退；如果你的下肢也出现此状况极有可能使肢端坏死。更值得注意的是高脂血症还会诱发高血压、胆结石、胰腺炎，严重者肝炎加重，影响性功能或导致老年痴呆。据最新研究说，癌症的出现跟高脂血症也脱不了干系。下面就具体介绍一下高脂血症的并发症：

甲状腺功能减退症

甲状腺激素既能合成肝脏胆固醇也能加快其新陈代谢。患有甲状腺功能减退症的人脂质无法正常合成、动用和降解，这样就极易导致血脂浓度变大，而三酰甘油几乎没变化。部分专家认为，患有此病的人体内的低密度脂蛋白也会受到影响，能够正确反映出甲腺状的激素水平，它也就成为检验甲腺状功能的标准之一。

肾病综合征

此类患者会出现尿频症状，从而血浆蛋白降低，并且体内的血浆脂也会增加，严重者血浆甚至是乳状。当肾病综合征的高脂血症长时间得不到控制，就会诱发动脉粥样硬化、血栓和栓塞。所以患者一定要及时治疗。

高黏滞血症

高黏滞血症的主要表现就是血液黏度变大，此病出现后，血流速率下降、小动脉和毛细血管堵塞，血液无法正常循环，从而会出现一系列的头痛、眩晕、颈强、耳鸣等反应，严重者心、脑、肾功能下降。患者应该做的就是保持乐观的生活态度，注意平时的饮食，多喝水，多运动，并配以药物治疗。

脑卒中

一般来说血清总胆固醇过高就会引发冠心病和脑卒中等疾病，高脂血症患者血脂异常容易出现血栓和动脉粥样硬化等症状，进而引发脑卒中。对于高脂血症患者而言，要做到脂肪摄入恰当、合理安排饮食。

胰腺炎

急性胰腺炎是三酰甘油过高造成的。胰腺炎初期症状是短暂性腹痛。当大网膜和腹膜的脂肪组织一旦坏死就会被血流所吸收，从而产生更多的三酰甘油。

库欣综合征

皮质醇能够激发脂肪，推动三酰甘油分解。此类患者体内的脂肪均被激发和合成，新陈代谢过于旺盛，脂肪的总量就会变大，进而引发高脂血症。

双目失明

高脂血症对眼睛的影响也是很大的。它可以使患者的视力下降、视网膜突变，严重者还会失明。

血脂到达“临界点”怎么办

心血管疾病出现的主要原因就是高胆固醇血症。所以降低胆固醇变得尤为重要，只有这样才能减少心血管疾病的发病率。迄今为止，我国的高胆固醇患者和医生对此病的研究依旧处于“发现晚、治疗不及时、治疗不彻底”的状态，很多人其实血脂都不正常，但是却很少检查；有的人明知自己患有此病却抱有侥幸心理，不配合医生治疗，使病情不断加重；还有一部分人虽然进行治疗了，但是达不到理想的效果。

尽管血脂异常影响人体健康，但我们还是有很多方法来缓解病情和预防的。如果你一味地忽视它，只会使病情更加恶化，后果也就不堪设想了。世界卫生组织的四大健康理念就是：戒烟限酒、适量运动、均衡饮食、健康心态，只要做到了这四点，高脂血症就不复存在了。除此之外，及时就医也是最重要的方法之一。

成年人一定要定期抽血检查，如果你是烟瘾大、喝酒频繁、有家族病史的人，就更应该增加你的检查次数，当你发现血脂异常的时候，就应该及早跟医生商量，尽快制定一个治疗方案。对于任何一个高胆固醇血症患者来说，饮食是最重要的，只有你的饮食合理恰当，才能控制病情，食物疗法是最有效也是最安全的。下面我们就看一下高胆固醇血症患者在饮食方面需要注意什么。

1.宜多食含钾食物。钾能够综合人体内的钠，使钠排出体外，从而降低钠对人体的危害，并且还能降低血压，像豆类、番茄、乳品、海带、鲜蘑菇及各种绿叶蔬菜里的钾含量是非常丰富的，水果类像橘子、苹果、香蕉、梨、菠萝、猕猴桃、核桃、山楂、西瓜等里的钾元素含量也不少，我们平时要多吃此类水果和蔬菜来缓解病情。

2.少吃动物脂肪。动物脂肪内胆固醇的含量很高，如果过食会加快动脉硬化的步伐。像动物的肝、脑、心脂肪含量都很高，尽量少吃或不吃。

3.减少钠盐的摄入量。日常饮食中，要多吃一些清淡的食物，不要贪恋口味过重过咸的食物。如果你摄入的盐超过了正常标准，会出现血管硬化和血压过高的症状，我们平时盐的摄入标准为每天不超过5克。

4.少吃甜食。甜食中的糖分都比较高，当摄入过多后，不能被吸收的那部分就会变成脂肪在体内沉积，从而会引发肥胖症和动脉硬化。

5.戒烟忌酒。烟酒对人体是有百害而无一利的，如果抽烟没有节制或者过度喝酒都会引发心肌梗死、脑中风。

6.宜多食含蛋白和维生素的食物。鱼、牛奶、瘦肉、豆制品里的蛋白质和维生素的含量是最为丰富的，患者要多食此类食物。

高脂血症的危害

高脂血症本身并不可怕，可怕的是它带来的并发症，一般的患者都会出现胸闷气短、肝部疼痛、眼睛异常等不良反应。最新研究表明，大部分高脂血症患者要么患有脑卒中、冠心病，要么就是心肌梗死、猝死。除此之外，像脂肪肝、肝硬化、胆结石症、胰腺炎、眼底出血、失明、周围血管疾病、跛行、高尿酸血症都是由高脂血症引起的。所以高脂血症患者要提高认识，尽量把这种危害降到最低。

高脂血症这种富贵病让人们很是烦恼，患者在发现后不能掉以轻心，要及时就医以免病情加重。高脂血症主要有十大危害：

高脂血症的危害之一：高脂血症会让体内的血液浓度变大，影响循环系统。一般人体内的大部分低密度脂蛋白与乳糜微粒在血液中活动并不断累积，血液流通速度变得缓慢，血液的浓度变大，微循环的毛细血管堵塞，从而红细胞的电泳能力和变形能力减弱。

高脂血症的危害之二：高脂血症会影响冠状动脉，并形成动脉粥样硬化。大部分的脂类物质蛋白都依附于血浆中，血液流速变缓，经过氧化后它们就都积聚在动脉血管内壁上，使动脉血管无法正常运行，从而导致血管硬化。

高脂血症的危害之三：高脂血症会引发冠心病。因人体长期受到高脂血症的影响，动脉极其容易硬化，这样一来动脉内的血量变少，血管道变窄，心肌也无法正常注血，从而心肌血量变少、心绞痛，冠心病也就顺其自然地出现了。

高脂血症的危害之四：高脂血症会引起高血压。人体内的动脉开始硬化，心肌功能也因此受到影响，当血管内紧张素转换酶被激发后，动脉痉挛也随之产生，肾上腺分泌增多，血压由此升高。

高脂血症的危害之五：高脂血症会诱发脑中风。当人体血压过高时，血管就会出现痉挛，脑血管也因此硬化，并且内皮被破坏后极易

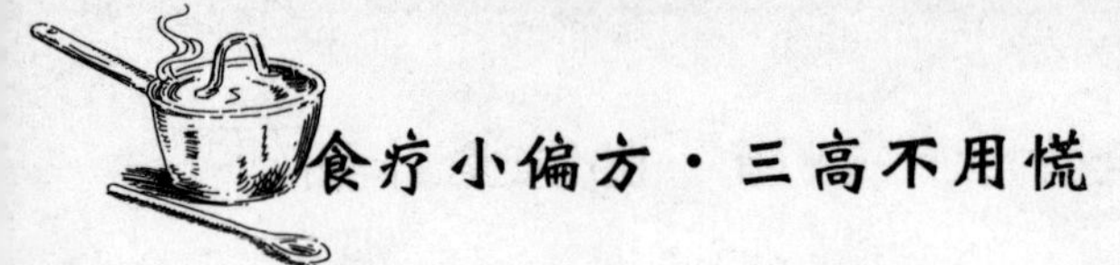

破裂，于是出现血性型脑中风，严重者甚至会出现脑血栓和脑栓塞。

高脂血症的危害之六：高脂血症会影响肝部功能。血脂过高时肝内脂肪也会变厚，肝动脉受影响后结构也就改变了，肝功能也就减弱。

高脂血症的危害之七：高脂血症会危害人体细胞。人体血液中的脂质物质在氧化作用的影响下会从血浆中分离，不断腐蚀血浆，使人体衰老速度变快，细胞功能受损。

高脂血症的危害之八：高脂血症会使机体酸化。大量脂质蛋白脱离血浆控制后就被氧化酸化，人体也更易被细菌病毒感染，于是就很易出现缺钙和骨质疏松症状。

高脂血症的危害之九：高脂血症会引发肥胖症。当血脂超标后，机体无法进行正常的新陈代谢，大量的脂肪都积聚在了皮下和血管壁周围，使得脂肪含量过高，肥胖症也就因此产生。

高脂血症的危害之十：高脂血症患者的免疫系统会被破坏，病毒和细菌也能趁机而入。

高脂血症患者是集多种并发症于一身的群体，在平时可以通过药物控制，并且要定期检查，有不良反应就应及时就诊，只有这样才能拥有一个健康的身体。

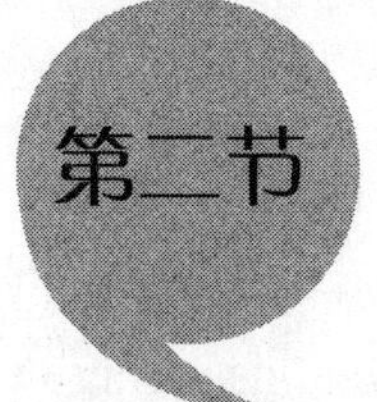

第二节 高脂血症，是"营养过剩"吗?

高脂血症和营养素

高脂血症和我们摄入的营养素有什么关系呢?

碳水化合物

血脂和人体的生理病理状态都能影响碳水化合物的种类和数量，人类生命活动的能量大部分都来自于碳水化合物，但如果摄入过量，就会导致肥胖和三酰甘油偏高。整体来说，碳水化合物对中老年男性的影响更大。患有高脂血症的患者，在日常生活中，不能盲目摄入碳水化合物，要少吃糖类食物。

维生素C

维生素C能溶于水，并且跟脂质代谢和动脉粥样硬化有着千丝万缕的联系。研究表明，如果维生素C补充不及时，血清中总胆固醇的含量就会增多，长期服用维生素C能够缓解动脉硬化症状，所以，无论你是否患有高脂血症，在日常生活中都应该及时补充维生素C，多吃蔬菜和水果，保证健康。

维生素E

它的主要作用就是降低血脂，预防动脉粥样硬化。中国营养学会称正常人每天维生素E的摄入量不能少于10毫克，对于高脂血症

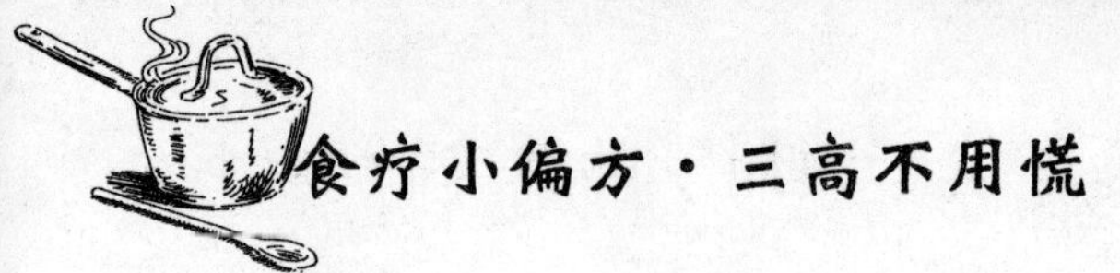

患者而言应根据病情适当多摄入，日常饮食中可以多吃蛋肉类和柑橘、莴苣等。

胆固醇

胆固醇对人体并没有危害，可以食用。众所周知，没有胆固醇，也就没有细胞膜，它在甾体类激素和胆酸类生物的合成中扮演重要的角色。我们既不能过食胆固醇也不能不食胆固醇，因为这两种情况都会影响人体健康。对于正常人来说，只要每天胆固醇的摄入量不超过300毫克就可以了；有动脉硬化和冠心病的患者则不能超过200毫克。

蛋白质

研究表明，不能过多地摄入动物性蛋白质，不过保证摄入一定数量和质量的蛋白质也是尤为重要的。如果摄入的蛋白质过少，人体就无法进行正常的生长发育，身体就会瘦弱，免疫力变差且极易感染细菌和病毒并产生疾病，病情严重者甚至还会因营养缺乏而导致全身性水肿。所以，不管你是正常人还是高脂血症患者，都应该保证每天摄入一定量的蛋白质，日常饮食中可以多食一些奶类、鱼类、蛋类和豆制品。

锌

这种元素在人体内是不可或缺的，它能促进人体的新陈代谢，锌元素一旦缺乏，就会出现总胆固醇、低密度脂胆固醇含量增多而高密度脂胆固醇含量减少的情况。人体每日需要的锌含量为15毫克，高脂血症患者应在此基础上多摄入。

铬

它在缓解脂质代谢过快和动脉粥样硬化方面起到了重要作用。正常人体每天需要2~5毫克的铬元素，宜多吃菌类和粗粮。

锰

锰元素过少会出现高密度脂蛋白胆固醇减少的情况，正常人需要的锰元素含量为5~10毫克，一般可以从干果、蔬菜和动物肝脏里获得。

铜

它也是人体内不能缺少的一部分，成人每天铜的需求量是100~150毫克，高脂血症患者在此基础上酌情添加，像奶类、动物肝脏和蔬菜里面都有丰富的铜元素。

膳食纤维

它有可溶性和不可溶性之分，但两者都能降低血脂，不过可溶性膳食纤维的作用更大一些。高脂血症患者应该多吃蔬菜、水果、豆类，以补充膳食纤维。

饮食对血脂的影响

饮食是影响血脂的因素之一，但是作为一名高脂血症患者更应该认识到饮食对血脂的具体影响，下面就一一介绍：

即时影响

正常人在饭后血清脂质和脂质蛋白的成分和含量都或多或少有所改变，如过多的摄入脂类食物，血液中就会浮现乳糜微粒，并且三酰甘油也有明显升高的迹象，这是因为血液中的蛋白质酯酶无法彻底溶解脂类物质。除此之外，进食米饭、馒头、糕点都能使脂质和脂质蛋白发生变化，所以在检查血脂前的12个小时内不能吃东西。

长期影响

根据动物实验可知，当动物进食过多高胆固醇和高脂肪的食物，动物的血脂就会不断升高并出现动脉硬化的情况。由此我们可以发现，人体也会受此影响。日常饮食中，良好的习惯和足够的营养是必不可少的，只有这样才能稳定血脂，防止动脉硬化。

最新研究表明，30岁以上的人，其新陈代谢功能平均每年都会下滑0.5个百分点，而血液中胆固醇的含量却会越来越高。由此可见，患有高脂血症、动脉硬化和冠心病的人大多数都是中年人，血脂上升的

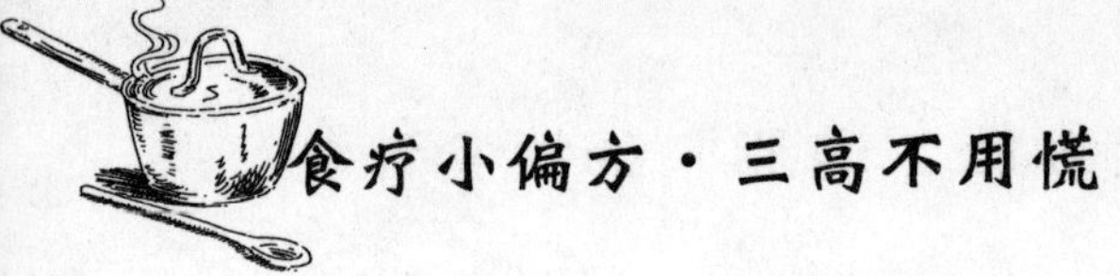

原因有很多，其中最主要的原因还是饮食结构不合理。

1.晚餐过迟。晚饭时间不规律、所进食的食物不易消化，都会使胆固醇在动脉壁上淤积，从而引发动脉硬化。实验研究发现：在晚上给一些快睡了的大鼠注入高脂肪饮食，它们血液中的脂肪就会升高，如果是在早上或中午则不会有较大反应。

2.过食肥甘。我们平时食用猪肉、猪肝、皮蛋、蟹黄、奶油等高胆固醇食物，都会导致血脂升高。研究表明，引起动脉硬化的是劣质胆固醇，如动物油，不能存放太久，发现有异味时，不能食用。除此之外，应尽量少吃甜食，因为其中无法被人体吸收的糖分会转化为脂肪积聚在人体内，从而导致三酰甘油增多，使患者病情加重。

3.喜吃精粮。大部分人都偏爱精米细面，其实稻麦的麸皮里含有多种人体需要的微量元素及纤维素，像铬、锰在全谷类、豆类、坚果类中都有丰富的含量。粗粮的最大作用就是促进胆固醇的排泄，降低体内胆固醇含量，而精米中的纤维素较少，多吃精米会使胆固醇容易积聚在体内，很多血管硬化、高血压患者在平时都很少吃粗粮。

4.偏食挑食。偏食的最大弊端就是使人体营养不均衡。如果不吃绿叶蔬菜，体内的维生素C含量就会降低，维生素C能在很大程度上降低人体胆固醇，防止动脉硬化。如果豆制品吃得太少，胆固醇就不能正常的排出体内。很多人甚至厌恶大蒜、洋葱，因为它们自身的异味，殊不知它们却能降低血脂。

5.多吃少餐。调查发现，1 400位60岁以上的老人中，有1/3的人每天只吃两顿饭而导致了心血管疾病，那些每天吃五顿饭的则只有1/5患病。在专家看来，空腹时间过长可能造成脂肪淤积。

总而言之，不良的饮食习惯是极易造成高脂血症、动脉硬化、冠心病的。中老年人要完善自己的饮食计划，养成良好的饮食习惯，保证身体健康。

高脂血症患者的饮食要点

高脂血症患者的饮食注意

高脂血症的一系列并发症有脑卒中、冠心病、心肌梗死、猝死，除此之外它还能引起高血压、使糖耐量改变，导致糖尿病。因此，作为一名高脂血症患者在饮食方面要怎么做呢?

1.多吃谷类：经济的迅猛发展使得人们对动物性食物的需求越来越大，而这样也就极易引发脂肪肝等各类疾病，对于患者而言，要多吃谷物类食品，少吃肉类。

2.少量多样：保证每天食物的多样性。各类食物的营养成分都不尽相同，单纯靠一种天然食物来补充营养是行不通的，应根据自身情况，摄入不同的食物。

3.控制能量摄入：对于脂肪肝患者来说，切忌吃热量过高的食物。一般而言，运动量较少的患者每天只需摄入125.52~146.44千焦/千克的热量，而对于较肥胖的患者来说，则只能摄入83.68~104.6千焦/千克，以此避免体重继续上升。

4.不要忌食动物性食物：从动物性食物里我们可以获得优质蛋白质、脂溶性维生素和矿物质等营养元素。只要在进食动物性食物的时候做到合理适量就不会引发像脂肪肝之类的慢性疾病了，并且动物性蛋白质里所含的氨基酸能更好地促进人体健康，能够弥补谷物蛋白质中的赖氨酸。

5. 禁用食物：在平时饮食中，要尽量少吃糖果、糕点、果酱、蜜饯、冰激凌、甜饮料等甜食，此外，像土豆、山药、芋艿、藕、蒜苗、胡萝卜这些碳水化合物丰富的食物也要少吃。

另外，根据高脂血症的类型不同，患者的饮食要求也不同。

不同类型的饮食要求

1.针对单纯性高胆固醇血症：这类患者的胆固醇和脂肪摄入量都应减少，极其肥胖者还应控制热量的摄入。平时应多吃膳食纤维丰富的蔬菜和瓜果，促进胆固醇的排泄，此外，还可多吃燕麦制品、豆制品和海藻类食物，降低血总胆固醇。

2.针对单纯性三酰甘油增高：此类患者最主要的任务就是减少总热量的摄入，减轻体重来降低三酰甘油，糖类的摄入量不能超过总热量的50%，可多吃豆制品、瘦肉、鱼类来补充蛋白质；脂肪的摄入要小于30%，可多吃蔬菜水果补充膳食纤维和维生素。

3.针对载脂蛋白AI水平低下症：这类患者的饮食原则是：粗细搭配、荤素兼顾。适量吃一些鱼类和禽肉。

4.针对低密度脂蛋白胆固醇血症：既不能只吃素食，也不能过度摄入糖类和肉类，一般可适当吃一些禽肉、瘦肉和鱼肉，植物油最好以芝麻油、豆油、玉米油为主。

5.针对胆固醇和三酰甘油均高型症：

此类患者既要控制热量也要控制胆固醇含量，在摄入脂肪时尽量摄入不饱和性脂肪，可根据自身情况摄入适量蛋白质，平时可多吃豆制品、瓜果蔬菜。

6.针对载脂蛋白AII水平低下症：该类患者应少吃或不吃动物性脂肪和肥肉，动物内脏、鱼子、虾蟹都应少吃，多吃豆制品、蔬菜水果和菌类食物。

食疗降脂的原则是什么

美国医学界花了将近20年的时间去研究高脂血症的有关情况，最后发现，当血液中的胆固醇过高时患者就会出现动脉粥样硬化的情况，而只要血糖能够降低，动脉硬化的病情还是能有所缓解的。而当前最合理、最恰当的方法就是食疗，食疗的原则是：饮食要规律，尽量避免胆固醇和饱和脂肪的摄入。

我们熟知猪、牛、羊肉里的脂肪是很丰富的，除此之外我们也不能忽视全脂牛奶和禽类肉皮等的脂肪含量，常温下凝固的植物油（棕桐油、椰油、人造奶油）里的饱和脂肪也是特别多的。而像鱼子、虾子、动物内脏、乌贼、肉类、乳制品、螃蟹、虾等则是含有丰富的胆固醇。

能够降血糖和血脂的食物

1.在加拿大递交给美国心脏协会的研究中可以发现：橘子汁能够提高体内优质胆固醇的含量。对于高脂血症患者来说，每天喝3杯橘子汁，能够在原来的基础上再将优质胆固醇提高21%。医生也表明：对于那些年龄超过70岁的老年人来说，饮食治疗的效果并不大，关键在于日常生活中要补充足够的营养，使机体达到平衡，以此保证身体健康。

2.美国在对高脂血症人群调查研究后发现，每天吃半颗或一颗大蒜，能够降低患者的胆固醇，效果因人而异，有的人降低幅度能达到10%。不仅如此，它在降低血压方面也起到了重要的作用。大蒜里最主要的成分就是蒜氨酸，它有益于人体的健康，当然，每天保证服用900毫克的无味大蒜胶囊也能有以上的功效，它跟大蒜有异曲同工之妙。除此之外，洋葱的作用也是不容小觑的，它也能够降低人体的血糖和血压，它跟大蒜的最大差别就是它还能降低血液黏度，它的功能跟阿司匹林相比，有过之而无不及。

3.食物的烹调方式也很重要。在日常生活中，烹调动物性食材时，切忌用油炸，因为这样只会让脂肪的含量更多，不利于人体健康，最恰当的方法就是蒸和烤，这样可以让油脂从食物中分离，减少摄入人体的脂肪含量，从而能够降低血脂。

4.水果、蔬菜、水溶性纤维在一定程度上能够抑制血糖，在日常饮食中可适量多吃。水溶性纤维能够预防和改善便秘，不过并不能降低血糖，我们所熟知的富含水溶性纤维的食品有干梅子、花椰菜、豆子、无花果、燕麦等。像干梅子里的可溶性果胶含量高达60%，它跟黄豆及其制品都能在降低血糖方面起到作用，除此之外，魔芋中的水溶性纤维含量也是极其丰富的。

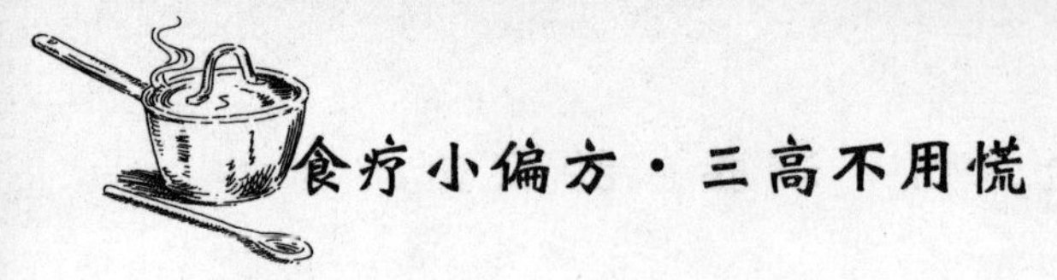

日常食物中的胆固醇含量表

自然界的胆固醇大多数都集中在动物性食物中，但是由于动物种类和身体构造的差异，胆固醇的含量也各不一样，控制好体内的胆固醇含量的前提就是了解每种食物中的胆固醇含量，只有对各类食物中的胆固醇含量有一个很好的认识，才能确保饮食健康合理，才能保证体内的胆固醇含量不超出正常标准。一般在肉类中，畜类的胆固醇最高，其次就是禽肉，当然肥肉的胆固醇含量是高于瘦肉的；而鱼类的胆固醇却低于贝壳类和其他可食性海生生物，胆固醇含量最高的非鱼子、蛋黄、动物内脏莫属。

含胆固醇较低的食物

像海蜇、全脂奶粉、瘦牛肉、兔肉、人乳、蛤蜊、鸡肉松、火腿肠、酸奶、脱脂奶粉、海参、瘦羊肉、海鳗、广东香肠、带鱼、猪瘦肉、牛蹄筋、盐水鸭、鲤鱼、熟猪蹄、草鱼、大黄鱼、北京烤鸭、鲢鱼等都是含胆固醇较低的食物，在每100克此类食物中胆固醇的含量不超过100毫克。这类食物我们可以根据自身情况适量多吃，因为胆固醇的含量较低，对身体并不会产生危害。

含胆固醇较高的食物

在100克甲鱼、大马哈鱼、肥牛肉、海虾、海蟹、牛油、肥羊肉、田螺、鸡腿、猪肚、奶油、鸡、肥猪肉、鱼贝、鸡脑、火腿、黄鳝、鲫鱼、河鳗、对虾中胆固醇的含量超过了100毫克但小于200毫克。

像蝎子、河蟹、墨鱼、扒鸡、鲍鱼、河虾、鱿鱼和黄油，它们中的胆固醇含量为每100克中有200~300毫克的胆固醇。

我们所熟知的干贝、猪肾和鸡肝中胆固醇的含量300毫克，当然前提是100克此类食物中。

在100克虾皮、鲜蟹黄、猪肝、淡菜中胆固醇的含量为400毫克。

在100克熟鹌鹑蛋、鸡蛋、白水羊头肉中胆固醇的含量为500毫克。

在100克松花蛋和咸鸭蛋中胆固醇的含量超过了600毫克。

在100克鸭蛋黄、鸡蛋黄和猪脑中胆固醇的含量超过了1 500毫克。这也是胆固醇含量最大的三种食物。

我们都知道，胆固醇含量超过1 500毫克的食物我们应该尽量不吃，以免使体内的胆固醇积聚过多，引发高脂血症或使高脂血症患者病情加重；而像那些胆固醇含量在300~600毫克之间的食物也应该适当地减少摄入量，以保证身体健康和正常的新陈代谢，提高机体的平衡性。

综上所知，不管是正常人还是高脂血症患者都应该尽量少吃那些胆固醇含量过高的食物，以免引起一系列的并发症，不仅要合理饮食，还应该要健康饮食，只有对每类食物中的胆固醇含量有一个正确的把握，才能够拥有一个健康的身体。

利用饮食预防高脂血症的方案

预防高脂血症的最好方法就是多运动、减少热量和脂肪的摄入、保证体重正常。

1.谷类是每日饮食的基础：由于收入的不断提高，人们对肉类的需求远大于谷物类，而这也就是脂肪肝和各种疾病出现的主要原因。我们要保持“素食主义”的良好美德，即多吃谷物类食物，尤其是粗粮，少吃脂肪过高的肉类。

2.控制脂肪和胆固醇：植物油里的胆固醇含量较少，并且其中包含的谷固醇或豆固醇和必需的脂肪酸都能防止脂肪积聚，所以脂肪肝患者在饮食中要尽量用植物油，并且用量每天不能超过40克。

3.每日吃500克蔬菜和适量水果：蔬菜和水果是“维生素之王”，除此之外，也含有丰富的矿物质、膳食纤维和天然抗氧化物，一般水果应在上午10点或下午3点吃，并且要吃红、黄、深绿的蔬菜和水果，正常条件下每天在正餐中应吃500克水果，并用2个水果作为加餐。

4.适量进食动物性食物：动物性食物里有丰富的蛋白质、维生素和矿物质。适当地吃一些动物性食物，对人体的健康是不会有危害的。与此同时，还应该多吃鱼类，因为鱼类富含不饱和脂肪酸，能够起到缓解慢性疾病的作用。每天应根据需要摄入50~100克瘦肉，每周吃2～3次鱼（以海鱼为主），从而减少脂肪肝的发病率。

5.保持每日食物的多样性：丰富餐桌上食物的种类。每种食物含有的营养素各不相同，人体每天需要的营养素有40多种，只有保证食物的多样性，才能更好地预防。平时可多吃谷类、豆类、肉类、蔬菜和水果，保证营养均衡。

6.每日补充膳食纤维：在饮食中要保证粗细恰当，不能偏爱于其中的一种，在日常饮食中应多吃燕麦片、荞麦等粗粮，海带、魔芋和新鲜蔬菜等富含膳食纤维的食物。

7.减少糖类和甜食：那些无法被人体吸收的糖分都会转化为脂肪积聚在人体内，从而引发肥胖症，使脂肪肝更易形成。在日常饮食中，应少吃精制糖类、蜂蜜、果汁、果酱、蜜饯等甜食和甜点心。

8.每日进食适量豆类及其制品：大豆卵磷脂能加速脂肪的新陈代谢，阻止脂肪肝的发生。它的独特之处就是人体无法吸收植物胆固醇并且还能阻止人体吸收动物胆固醇。大豆异黄酮还能防止体内的脂肪肝被氧化，不过豆类制品也不是摄入得越多越好，以每天100克左右为宜。

9.适当提高蛋白质摄入量：平时可多吃蛋白质丰富的食物，促进细胞的修复和生长，与此同时，要保证人体内的氨基酸是充足的，以此提高机体的平衡性。据我们所知，蛋氨酸、胱氨酸、色氨酸、苏氨酸和赖氨酸等对预防脂肪肝都有一定的作用。

建议：早餐可吃全谷、全麦食物；适当吃一些粗粮；保证每天的食物里都有豆类，红豆绿豆均可；多吃青菜；膳食纤维的食物摄入要适量，摄入过多对肠胃有不利影响。

季节变化对高脂血症患者饮食的影响

根据最新研究可以知道，随着季节的不断变化，人的血脂水平也会发生变化。有一家医院曾经对52名身体健康的人进行了为期一年的观察，并将他们在四季中体内血脂水平的变化幅度记录下来。调查结果表明，在秋季，人体内血清的总胆固醇含量会升高，而夏季胆固醇的含量则是最低的，并且夏秋两季的胆固醇差距是非常大的；在春季，血清三酰甘油的含量是最大的，而秋季则是最低的，当然，血清三酰甘油含量在这两个季节中的差距也不亚于胆固醇含量在夏秋季中的变化。由上我们不难得知，高脂血症患者要根据季节来调整饮食计划，要时刻关注血清中胆固醇和三酰甘油含量的变化。

因为春季血清中的三酰甘油含量是最高的，所以在春季就应该少吃糖类和脂肪丰富的食物，以此减少人体的总热量，我们都知道一旦人体内的三酰甘油升高了，就很难再降低，并且还会带来一系列的并发症，危害人体的健康，所以要制定合理的饮食计划，及早预防，避免三酰甘油升高。

夏季人体内的总胆固醇含量是最低的，所以可以在平时的饮食中适量吃些蛋黄和动物类食物，保证胆固醇含量达到正常标准，任何事物都是有限度的，就像体内的胆固醇也并不是越低就越好，只有将胆固醇含量维持在一个正常范围内，才能保证身体的健康。

秋季人体内的总胆固醇含量是最高的，而三酰甘油的含量却是最低的，所以我们需要做的就是降低总胆固醇含量而提高三酰甘油含量，在日常饮食中可以少吃蛋黄、动物内脏这些胆固醇含量丰富的食物，从而降低体内胆固醇含量；可多吃动物脂肪丰富的食物，也可多摄入植物油，以此提高体内三酰甘油的含量，从而平衡体内的胆固醇和三酰甘油的含量，保证人体健康。

那么对于胆固醇和三酰甘油都较正常的冬季我们又该制定怎样的饮食计划才能保证身体的健康呢？在冬季，我们需要做的就是维持胆固醇和三酰甘油在人体内的含量，既不要让他们过高也不宜过低，一般在冬季的饮食中可多吃三文鱼、黄豆和番茄，这三类食物都不会使脂肪在体内堆积，并且它们中都分别含有丰富的蛋白质、膳食纤维和果酸，能够让胆固醇及时排出体内，保证身体健康。另外，绿茶、山楂也是不错的选择，它们在降低胆固醇和三酰甘油方面也起到了很好的作用，并且它们还能预防动脉粥样硬化，保证机体正常运行。

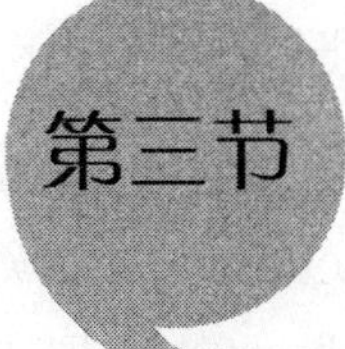

第三节 高脂血症患者，请这样吃

高脂血症的五项饮食原则

饮食是治愈高脂血症患者的良药，所以我们在日常饮食中就应制订合适的饮食计划，一般可按照"五步走"原则：

第一步是控制体内的总热量，其中最重要的就是控制脂肪摄入。如果体内的饱和脂肪酸过多就会沉积在血管周围，从而导致三酰甘油含量变大，血液变得更黏稠，更有甚者还会引发血栓。不饱和脂肪酸使血小板更易分散，血液也不会过于黏稠。控制脂肪摄入量主要就是控制饱和脂肪酸的摄入量，日常饮食中应少吃肥猪肉，而应多吃海鱼，烹调时最好用植物油，从而降低血脂，使心血管得到保护。

第二步是减少胆固醇的摄入量。尽管胆固醇是人体内重要的一部分，但这并不代表我们可以毫无节制的摄入胆固醇，如果胆固醇的摄入量超过了正常标准，脂质就会在体内淤积，从而引发高脂血症。专家表明，每天胆固醇的摄入量最高为200毫克，平时应少吃或不吃蛋黄、动物内脏和鱼子。像谷物中的植物胆固醇就能降低人体血脂，多吃豆类是很有必要的。

第三步是保证蛋白质的摄入恰当。蛋白质是维持生命的重要元素之一，它同时也能为人体提供热量和营养，蛋白质有动植物之分，在日常饮食中，我们应选择优质蛋白丰富的食物，像牛奶、鸡蛋、瘦

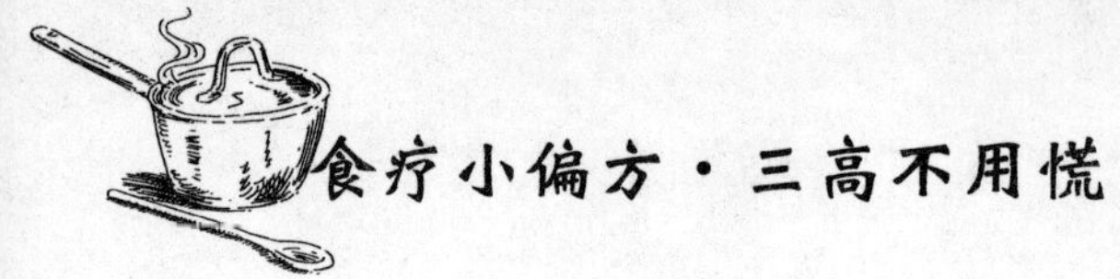

肉、禽类、鱼虾类和豆制品中的蛋白质含量都极其丰富。一般动物蛋白要根据自身条件适当摄入，而植物蛋白质的摄入量不得少于50%。

第四步是确保碳水化合物的摄入适量。碳水化合物是人体能量的来源，粮食类的食物中碳水化合物含量都较为丰富，它们都在被消化后转化为糖类存于人体之内，平日饮食中我们不宜吃得过饱，因为碳水化合物过量会导致体内的三酰甘油升高，无法降低血脂。我们平时应多吃小米、豆类、燕麦等粗粮，缓和病情。

第五步就是多吃维生素、矿物质、纤维素丰富的食物。平时就应该多吃维生素、无机盐和纤维素丰富的水果和蔬菜，使得体内的三酰甘油有所降低，使胆固醇能更好地排出体内，这样对预防高血压、心血管病都是很有效果的。

总而言之，对于高脂血症患者来说只要做到主食摄入恰当就能保证身体健康。平时可多吃鱼类、豆制品、水果和蔬菜，忌吃那些胆固醇和脂肪含量过高的食物，像肥肉、动物内脏、蟹黄和鱼子中都含有极其丰富的胆固醇，我们只要尽量少吃或不吃这些食物就能很好地控制体内的胆固醇含量，就能保证身体健康。

高脂血症忌食的食品有哪些

一是高脂肪食物。高脂肪食物中的饱和脂肪酸是极其丰富的，过多摄入此类食物会使人体内的三酰甘油升高，并且脂肪也更容易在血管上淤积，血液也会因此变得黏稠，极易形成血栓。像猪油、肥猪肉、黄油、肥羊、肥牛、肥鸭、肥鹅都是高脂血症患者的禁忌，烹饪时要多用植物油，像橄榄油、芝麻油、花生油、玉米油、茶油都是良好的选择，每天的用油量要保证在10~15克的范围内，只有这样才能维持身体的健康和机体的平衡。

二是烈性酒类。一般烈性酒中的酒精含量都非常高，如饮用过多的话，它就会在肝脏中发生氧化作用使得体内的酶不断地被消耗吸收，从而加重了肝脏的负担，使得三酰甘油更易形成，从而患者的病情也就会不断的加重，而对常人来说，过多饮用烈性酒也会使高脂血症的发病概率升高。不仅如此，烈性酒中的酒精分子还会不断激发脂肪组织中的脂肪酶，使其不断的繁衍更新，从而那些无法被人体吸收的脂肪酸就会充斥在血液中，使血液中的低密度脂蛋白无法彻底清除于体内，从而引发一系列的并发症，像高脂血症就是其中的一种。

三是高糖食物。作为一名高脂血症患者，有一个合理的饮食计划是必不可少的，在日常饮食中，应该尽可能少摄入碳水化合物，每餐都不宜吃得过饱，一般七八分饱就行，不仅如此，还应该少吃白糖、红糖、巧克力等含糖量丰富的食品，这些食物的热量都是很高的，过多食用就极易使体重上升，导致肥胖症。而我们都知道，较肥胖者的发病率比体重正常的人的发病率要高得多，所以肥胖者就应通过饮食降低自己的体重，而正常体重者也不能让自己的体重升高。

四是高胆固醇食物。如过摄入过多的胆固醇含量丰富的食物，就会引发高脂血症。像动物的肝、肾、肚、肠、脑都是胆固醇含量极其丰富的食物，在日常饮食中就应该避免过多摄入。在吃海产品的时候，一定要去除头部和卵黄，因为这两个地方的胆固醇含量是非常高的，如果没有正确的食用海产品，同样也会使体内的胆固醇含量升高，进而影响到人体的健康，如果患者摄入过多则会使病情不断加重。鱿鱼虽然营养丰富，但是它的胆固醇含量却是异常高的，也不宜多食。一般在买海鲜时要先了解各类海鲜的营养价值，并根据需要选择不同的海鲜产品，只有这样才能保证人体不会受到威胁，才能拥有一个健康的体魄。

走出高脂血症的饮食误区

一般而言，患有高脂血症的人的饮食习惯都不好，所以在治疗高脂血症时要摆脱一些错误的想法：

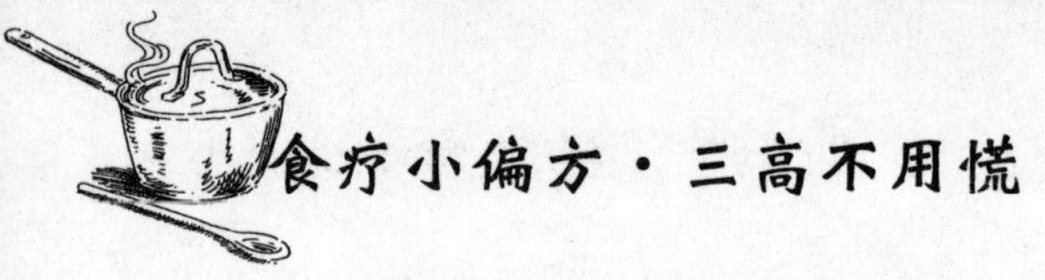

高脂血症就是三酰甘油高

大部分人都认为高脂血症就是体内的三酰甘油超标，这种想法是片面的。血脂异常的情况有三种：血清中的总胆固醇或低密度脂蛋白胆固醇（LDL-C）高于正常范围、三酰甘油水平高于正常范围，或高密度脂蛋白胆固醇（HDL-C）水平低下。

胆固醇过高过低都不利于人体健康，如果低密度脂蛋白胆固醇含量过高的话，它就会主动在血管壁周围淤积，影响其他血管内皮，引起粥样斑块。如果此类斑块一旦破裂就会引发血栓，严重者还会出现急性心梗、中风甚至猝死。在体检时只要发现低密度脂蛋白有上升的趋势就应该提高警惕，及时就医。

血脂降得越低越好

高脂血症对血管的危害有一个循序渐进的过程，不容我们忽视。据国外研究，血脂越低，肿瘤的发生概率就会越大，胆固醇和三酰甘油如不在正常范围内就会影响人体健康。

当体内的低密度脂蛋白胆固醇过高，就极易导致冠心病等心脑血管病变。近几年来，专家也越来越提倡降低体内的低密度脂蛋白胆固醇，一般维持在100毫克/分升（2.6毫摩尔/升）以下就可以了。

化验单上无箭头就正常

很多人在体检的时候发现自己的化验单上没有“箭头”，就会觉得自己是很健康的。但事实告诉我们，正常人体内的血脂含量不同于其他患者。正常人的低密度脂蛋白胆固醇（LDL—C）不能超过100毫克/分升或者2.6毫摩尔/升，除此之外，40岁以上的男性、绝经女性、肥胖、有黄色瘤、有血脂异常及心脑血管病家族史的人很容易患上高脂血症，应每年都进行检查。

夏季饮食清淡就可停药

很多患者都认为夏季吃得都很清淡，所以可以暂停服药。事实上降脂药既能降低血脂，也能防止动脉硬化，阻止斑块扩散。降低血脂是一个漫长的过程，要不断坚持，做到药物饮食相互配合。

瘦人不会得高脂血症

很多人认为只有过度肥胖的人才会患有高脂血症，事实上高脂血症与身体肥胖无直接联系。

高脂血症有原发性和继发性之分，原发性高脂血症的主要特征是基因遗传，而继发性的高脂血症则是由于之前患过糖尿病、高血压等病，所以不能把高脂血症的发病原因片面归结于过于肥胖。

没有保护肝脏的观念

高脂血症患者的肝脏比普通人脆弱，血脂异常易使肝脏功能下降。换句话说，高脂血症加大了肝脏的新陈代谢速度，并超出了肝脏的承受范围，所以在日常生活中，治疗血脂之余，也应该加强对肝脏的保护。

没有症状就不必治疗

很多人都觉得血脂异常并不可怕，却不知这也是高脂血症的前兆。高脂血症患者如不及时治疗，就会引起一系列的并发症，像冠心病、心绞痛、脑血栓、脑出血、尿毒症等。

当你发现自己血脂异常的时候就应该及时治疗，当等到有上述症状出现时再去医治就为时已晚。

主食类，不能随便吃

我们都知道，粮食类的食物可以分为谷物类和豆类两大种，高脂血症患者在日常饮食中更应注意营养的均衡和搭配，所以这要求患者应该丰富平时饮食的种类，而不能仅仅根据自身的喜好只吃精米和精面，而忽略了粗粮的摄入。我们都知道，饮食太过单调对身体是有害无益的。举一个最简单的例子，谷物类食物的营养成分都集聚在表层和胚芽中，而我们所吃的精米细面都是经过深加工，把谷物类食物去皮研磨而成的，可想而知营养成分也就大大减少了，如果总是一味地吃精米细面，身体的营养成分就会匮乏，不仅会造成人体的血脂异

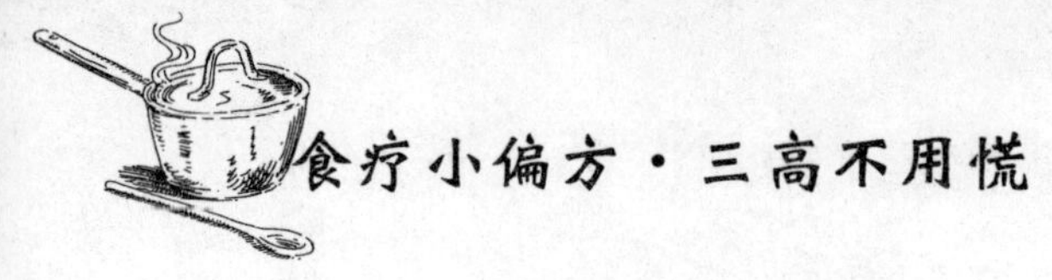

常，还会引发一系列慢性疾病。

在美国的一项研究中发现，男性如果每天坚持吃全谷食物的早餐，他们就很难出现心力衰竭症状。因为全谷物食物中，植物的雌性激素较为丰富，它能跟其他营养元素一起调节人体的血脂，阻止了体内的血脂被氧化。不仅如此，全谷物食物更容易被人体吸收和消化，同时还让人有饱腹感，从而使人们的体重也得到了良好的控制，有利于身体健康。对于高脂血症患者而言，只有制订一个合理的饮食计划才能缓解病情，而这个合理的计划里各种杂粮和豆类是不能缺少的，我们所熟知的小米、玉米面、燕麦片、高粱米、大豆、红豆、绿豆里都含有极其丰富的膳食纤维，这些膳食纤维是肠道蠕动最好的催化剂，并且还能使胆固醇更好地排出体外，进而有利于降低人体的血脂，保证人体健康，促进机体平衡。

高脂血症主要有两大方面的表现和特征，即三酰甘油高和胆固醇含量高。如果你体内的三酰甘油含量和胆固醇含量都很高的话，在日常饮食中就应该尤为注意，切忌吃那些胆固醇和脂肪含量过高的食物，除此之外，碳水化合物也是重要的预防对象之一，众所周知，如果粮食中的碳水化合物含量过高的话，那些无法被人体吸收的碳水化合物就会转化成三酰甘油淤积在人体内，使得人体的血脂升高。所以无论是高脂血症患者还是正常人都应该定期去医院验血，及时知道自己的病情和身体状况，一旦出现病情加重或身体状况异常时就应该对症下药，做到“早预防，早治疗，早康复”。

正常人也好，患者也罢，都应有一个合理的饮食计划，一般而言，成年人每天主食的摄入量应维持在250~400克之间，并且每周必须吃粗粮，不得少于两次，与此同时还应多吃膳食纤维丰富的食物，像燕麦、荞麦、玉米、豆类都是不错的选择，当然水果也是必不可少的。只有保证摄入食物的多样性，才能使体内的营养充足，才能确保身体健康。

蔬菜类，粗纤维的可多吃

我们常说的膳食纤维实际上就是可食性食物中无法被人体消化和吸收的物质，它是植物细胞壁的组成部分。膳食纤维根据结构也可归类于糖类，主要种类有纤维素、半纤维素、本质素等，虽然膳食纤维难以消化吸收利用，但是人体却不能没有它，它能够减少人体的胆固醇含量，降低血脂。

膳食纤维的降脂作用是我们所公认的。一般而言，正常人长期摄入膳食纤维能够在一定程度上预防高脂血症，而对于那些高脂血症患者而言，多吃膳食纤维能够降低血脂，缓解病情，并且还能预防冠心病、动脉硬化等并发症的发生。

膳食纤维最大的特征就是吸水性强。如果它在肠道中无法完全消化，吸水后就会使肠道蠕动的步伐加快，利于体内的废物废气排泄，还能使胆固醇更加顺利地排出体外。可溶性膳食纤维可以跟胆酸和其他脂质一起阻止胆固醇的吸收和脂蛋白的合成，从而使得低密度脂蛋白可以快速清除出体外；不可溶性膳食纤维在肠道内无法快速被吸收和消化，但是也能使胆固醇排出体外。以上两种膳食纤维都有降低血脂的作用，不过前者的效果更明显。

根据研究可知，可溶性膳食纤维能够降低人体内的血清总胆固醇含量，而不可溶性膳食纤维则不具备此类功能。

当然，如果毫无节制地食用高纤维食物，就会导致钙、镁、锌等微量元素和部分脂溶性维生素无法正常吸收，所以膳食纤维的摄入要适量。高脂血症患者在日常饮食中可以多吃膳食纤维丰富的蔬菜：

1.芹菜：芹菜里主要成分有：挥发油、甘露醇等，多吃芹菜能够使血压降低、镇心养神、肠胃舒畅、小便畅通。

2.胡萝卜：胡萝卜中含有的胡萝卜素和其他各种元素也是极其丰富的，实验表明它可以丰富动脉里的血量，降低人体血脂，在降压、强心等方面也有一定的作用。

3.韭菜：韭菜中的纤维素、挥发性精油和含硫化合物是极其丰富的，多吃韭菜能够加快肠道蠕动，降低胆固醇，缓解高脂血症患者病情。

4.茄子：它所含的维生素是最丰富的，多吃茄子能够起到降低胆固醇的作用，除此之外，茄子中所包含的皂草碱可以使人体血管更加富有弹性。

另外，青菜、豆芽、海蜇、番茄、瘦肉、鱼、海带、洋葱、豆类、冬菇、黑枣、杏仁、核桃、花生、土豆、竹笋、大白菜、冬瓜、禽肉类，根茎类蔬菜如苋菜、油菜及大葱中都含有丰富的膳食纤维，高脂血症患者可根据自身需要适量多吃。

水果类，有的不能吃

作为一名高脂血症患者，新鲜水果是必不可少的。尽管新鲜水果里的膳食纤维和水分不是特别多，但是它在降低血液黏稠度方面还是起到了很大的作用，并且它所含的维生素A和维生素E能够提高血管弹性，所以高脂血症患者吃新鲜水果是有益无害的。

根据最新的医学研究，血管壁中的胶原和酸性黏多糖在合成的时候不能缺少维生素C,水溶性维生素C可以加快脂肪的新陈代谢并防止动脉粥样硬化，人体内一旦缺乏维生素C就会使血管壁更加脆弱，血清中的总胆固醇含量也就因此增多，动脉粥样硬化的概率也就变大。一般来说，中老年人只要坚持每天摄入维生素C200~300毫克，就会使血清中的胆固醇含量减少，高密度脂蛋白胆固醇含量增多。维生素C的功能是极强的，美中不足的是它并不能直接在体内合成，平时我们只能从食物和维生素C药片中获取，另外，它的抗热性较低，在高温下容易被氧化，所以不管是正常人还是高脂血症患者每天都应摄入定量的维生素C，预防和缓解病情。以下就介绍一下我们平时应少吃和多吃的食物：

少吃榴梿和椰子

尽管水果和蔬菜是高脂血症患者最好的日常食物，但是像榴梿、椰子、鳄梨这些高脂水果还是少吃为妙，这些水果里面饱和脂肪酸含量不亚于牛油、猪化油中的含量，多食极易引发脑血栓。

多吃枸杞和柚子

枸杞和柚子里有丰富的水溶性纤维，它可以将不利于人体健康的坏胆固醇清除出体内，像橙、苹果、梨中的纤维也是极其丰富的，患者日常可以多吃。

柚子一般在秋冬季吃最为恰当，它不仅含有丰富的蛋白质、脂肪、糖、纤维素，而且还含有丰富的矿物质和微量元素，柚子是低脂肪食物，它除了有止咳化痰、去脂减肥的功效，还能降低人体内的胆固醇和三酰甘油含量，是高脂血症患者首选的水果之一。

多吃番茄

番茄既是水果又是蔬菜，它的营养是很丰富的，高脂血症和冠心病患者平时就可以多吃。

研究表明，番茄是降低血脂的良药，原因在于它含有丰富的果胶、纤维素、维生素和胡萝卜素。多吃番茄可以减少血清中胆固醇的含量，番茄的外皮含有丰富的纤维素，平时吃番茄时可以连皮吃，因为纤维素进入人体后可跟生物精盐发生反应后快速排出体外，从而降低了血清中的胆固醇含量。值得注意的是，番茄属于寒性食物，肠道脾胃不好者应该少吃或不吃，没有完全熟透的番茄不宜生吃。

除了以上介绍的几种水果以外，苹果、山楂也能起到降低血脂的作用，患者可根据喜好和需要适当吃一些。

水产类，要慎重地吃

动脉粥样硬化的多发人群为老年人和中老年人，因为此类人患有高脂血症的概率也较大。海产品内的微量元素是很丰富的，这些微量元素能够使胆固醇从动脉中分离出来，使得动脉粥样硬化难以形成。

牡蛎

牡蛎不仅色香味俱全，而且还有一定的经济作用，市场价值也很高，一般而言，100克牡蛎肉里含有11.3克蛋白质，2.3克脂肪，当然维生素含量也是极其丰富的，像锌元素和降低胆固醇的物质也占有一定比例。

大马哈鱼

大马哈鱼除了味道鲜美，营养价值也是极高的，它的蛋白质含量为14.9%~17.5%，脂肪含量为8.7%~17.8%，水分较多，为61.4%，100克大马哈鱼中的热量达到了5 785千焦，其次它也含有丰富的糖类和维生素。大马哈的鱼卵的营养价值也值得我们关注，它含有丰富的磷酸盐、钙质和维生素A和维生素D，享有“宴席珍膳”的美名。大马哈鱼的主要功效是降低血脂和三酰甘油，降低血液黏稠度，高脂血症患者可多食此种鱼。

蛤蜊

蛤蜊的营养成分分布如下：蛋白质8.17%，脂肪0.4%，糖分2.2%，泥沙等杂质2.94%，剩下的就是水分了,在脂肪中，对动脉硬化有很大影响的胆固醇占19.42%，而能预防动脉硬化、降低血脂、维持心率正常、提高血凝度、降低血压的单不饱和脂肪酸和多不饱和脂肪酸各占了12.93%和46.25%。

金枪鱼

金枪鱼的味道也不亚于大马哈鱼，不同于大马哈鱼的是，金枪鱼虽然蛋白质含量也很高，但脂肪含量却很低，它含有的营养元素大多为矿物质和微量元素。除此之外，鱼肉中大部分都是不饱和脂肪酸，氨基酸含量丰富，人体需要的8种都囊括其中。金枪鱼中的不饱和脂肪酸二十二碳六烯酸（DHA）和二十碳五烯酸(EPA)含量在鱼类中是最高的，EPA俗称血管清道夫，是金枪鱼专属的营养物质，跟大马哈鱼一样，它也能降低人体内的胆固醇和血脂，缓解高脂血症患者的病情，日常饮食中，患者应多吃。

海带

多吃海带有利于身体健康，缓解病情，海带中最主要的成分海带多糖能够减少血清总胆固醇的含量和三酰甘油含量，此外，这种成分还能预防和缓解动脉粥样硬化，它还能促进血液循环，可避免血管血栓的发生。

海带里丰富的纤维素能够让胆固醇快速地排出体外，进而降低血脂，促进身体健康。

海苔

海苔含有的营养元素最为丰富，像多糖、高不饱和脂肪酸、牛磺酸、类胡萝卜素、甾醇及海带氨酸都是，无论是拿来食用还是用作药物，它的作用都是有目共睹的。海苔不仅热量低，而且还含有大量的微量元素，能够降低胆固醇，保证人体机体的正常运行。

肉蛋类，适当减少食用量

众所周知，蛋白质是生命存在的前提，没有蛋白质，何谈生命？蛋白质在人体内被消化分解后就会转化成氨基酸,在吸收后又会按照一定的规律进行重新组合，形成人体蛋白质。蛋白质的新陈代谢速度是很快的，对于高脂血症患者来说，应尽量少摄入劣质蛋白质，要多吃大豆、水产品等食物，从而增加体内的蛋白质含量。

瘦肉

一般瘦肉脂肪中的饱和脂肪酸含量比肥肉少，但是这并不意味着瘦肉里都是低脂肪。如果日常饮食中过多食用瘦肉也会导致高脂血症和动脉粥样硬化等疾病。

最新研究表明，如果食用的瘦肉超过了正常标准，它对人体的危害会比肥肉还大，原因在于瘦肉在烹调时产生了杂环胺，这是一种致癌物质，会使得基因发生变异，它被大肠吸收后就会直接进入血液

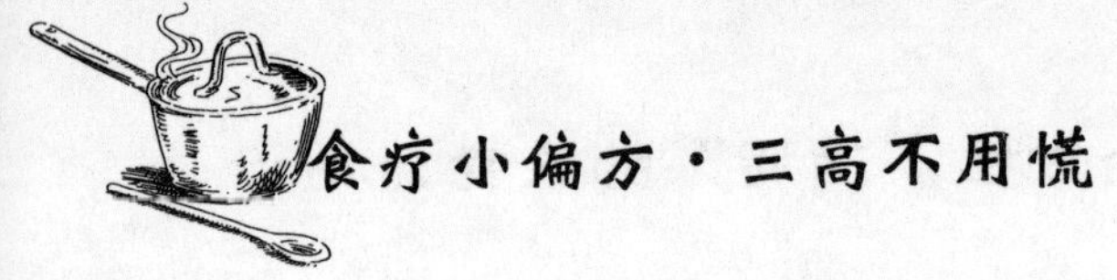

里，从而发生病变，危害人体健康。

鸡蛋

鸡蛋味道鲜美，价格便宜，营养丰富。1个鸡蛋中的蛋白质含量为5~6克，且大多都是优质蛋白，脂肪含量为5~6克，钙含量为30毫克，除了这些，鸡蛋里还含有卵磷脂、维生素A、维生素B_1、维生素B_2和烟酸等营养元素。其中卵磷脂是预防老年痴呆症最好的元素，并能在一定程度上降低胆固醇，鸡蛋蛋黄中的胆固醇含量是很高的，吃鸡蛋时尽量少吃蛋黄。

正常人一般每天吃一个鸡蛋就行，这样并不会使体内胆固醇过高。但对于高三酰甘油症患者来说每周食用的鸡蛋不能超过4个，高胆固醇患者则应尽量不吃鸡蛋。

牛奶

牛奶中有一种益于人体健康的奶因子，一般发酵型的酸奶中这种奶因子的含量会更高，它在降低人体血脂方面的作用还是很大的。举一个简单的例子，大部分牧民都经常食用动物肉和脂肪，但是他们中患有冠心病的人却是很少的，这就是因为他们日常生活中经常饮用鲜牛奶和酸奶，对于高脂血症患者来说，日常生活中也要多喝牛奶，降低血脂，缓解病情。

其次，瘦肉中的蛋氨酸含量也是很高的，蛋氨酸能够促使人体激素合成并能保护人体表皮，但蛋氨酸在酶的催化作用下会产生另一种有机物——同型半胱氨酸，这种物质会损坏血管内壁，使得胆固醇和三酰甘油更易在血管内淤积，导致动脉粥样硬化并形成粥样斑块。

综上可知，日常生活中患者应少吃饱和脂肪丰富的肉类和胆固醇含量高的蛋类，多喝酸奶，保证摄入的营养恰当，这样才不会加重病情，并且患者要根据自身需要制订一个合理的饮食计划。

菌类，大部分还是适合的

我们所熟知的菌类食物有口蘑、草菇、香菇、平菇等，它们蛋白质含量高，脂肪含量少，维生素充足的食物，像中老年人和高脂血症患者日常饮食中应多吃菌类，从而可以起到预防和降低血脂的作用。

口蘑

口蘑的作用是人们意想不到的，它所含有的蛋白质是其他蔬菜比不了的，它被人们称为“素中之肉”，因为它的营养价值很高，所以人们都把它视为一种补品。新鲜口蘑里的酶含量是很高的，日常生活中高脂血症患者就应多吃口蘑来降低血脂。

香菇

香菇中作用最大的就是香蕈素，它能够降低人体的血脂，坚持食用还能起到预防心脑血管病的作用。

香菇能够使人体内的血清胆固醇、三酰甘油、低密度脂蛋白含量减少，经常食用也会使高密度脂蛋白含量增多。香菇的味道鲜美，香菇中不仅含有丰富的蛋白质、脂肪和碳水化合物，而且氨基酸、维生素、矿物质和多种活性物质含量也很多，一般而言，每人每天应吃3~4个干香菇，以此确保胆固醇含量稳定。

平菇

平菇的营养价值不输给口蘑、香菇和草菇。它不仅可以拿来食用，还可以入药。它性微寒，味甜，能够增进脾胃的消化吸收能力，可以祛寒，并能防止出现手脚痉挛等现象，与此同时，它还能够降低人体内的胆固醇，经常食用能够降低人体血脂，缓解病情。

草菇

草菇的蛋白质含量很高（鲜菇含量为2.26%），并且维生素C的含量是所有菌类中最高的，平均而言，100克鲜草菇中维生素C的含量为206.28毫克。不仅如此，草菇中还有18中氨基酸，而其中有8种氨

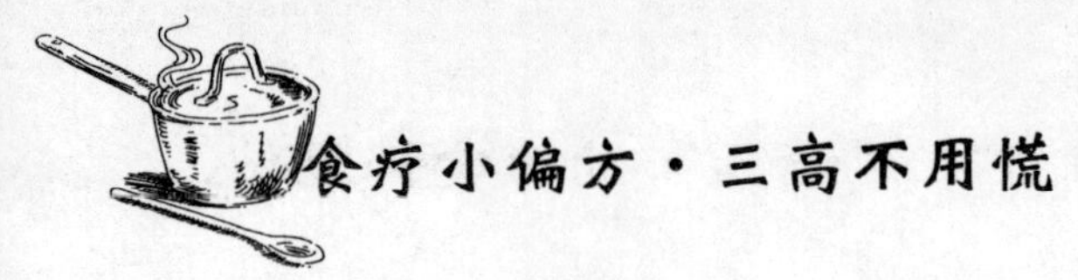

基酸是人体不能缺少的，并且这8种氨基酸的含量是极其丰富的，占到了总氨基酸含量的38.2%，它跟口蘑一样，也享有“素中之荤”的美誉，国际上将它认定为“最好的蛋白质来源”。与此同时，它的药物价值也是不容忽视的，古书记载说草菇有消暑祛热，增益健康的功效，现代医学界也发现了它的另一个功能——降低人体胆固醇含量。草菇中还含有一种异性蛋白质，这种蛋白质能够预防癌症和恶性肿瘤的发生。

当然，除了上述的菌类外，其他菌类的作用也是很大的，不管是正常人还是高脂血症患者，在平日的饮食中都应该多吃菌类，以此来降低体内的血脂含量。

饮品类，要选择消脂类的

水是人体不可或缺的一部分，平时运动出汗、服用利尿药物、腹泻都会使身体内的水分流失，血容量变小，从而使血黏度上升。当血液的黏稠度超过正常标准，就会使血流速度减慢，进而人体器官就会出现供血不足的情况，从而导致高脂血症。因此，我们要不断地补充水分，降低血液黏稠度。但需注意，不是所有的水都能降低血液黏度，有些饮料虽然好喝，但是含有过多的糖、糖精、色素，过多饮用会使肾脏无法承受，同时无法被人体吸收的部分还会转化成脂肪，引发肥胖症和糖尿病。除此之外，那些从石油和煤焦油中提取的色素中可能会含有致癌物质，我们经常喝的纯净水中微量元素缺乏，也不利于健康。

最好的饮品就是茶，它不仅能够降低血脂，还能降低人体内胆固醇的含量，进而使冠心病的发病机会变小。茶叶中的主要成分有茶素、茶多酚、茶多糖，它们对降低血脂、预防高脂血症都有显著的作用，茶叶的种类也是极其丰富的，下面就介绍几种茶极其功效：

沱茶

沱茶的作用与绿茶类似，也是能降低胆固醇和防止动脉粥样硬化，沱茶一般是冠心病患者的首选茶类，研究表明，每天坚持饮用15克的沱茶，一个月后血脂就会有明显的降低。

乌龙茶

乌龙茶最主要的功效就是能够分解人体内的脂肪，俄罗斯和日本都用乌龙茶来减肥。研究表明，一名成年女子如果每天喝7杯浓度适中的乌龙茶，六周后就会发现，血浆中的三酰甘油酯和磷脂的含量已明显降低了，与此同时HDL胆固醇含量升高，并且它在总胆固醇中的含量也变大了，由此也可以看出乌龙茶在一定程度上也能起到降低血脂的作用。

绿茶

绿茶，也称龙井茶，它有降低人体胆固醇，防止动脉粥样硬化的功效。中国的绿茶除了能降低胆固醇，还能使血管更加强劲。在德国的一项研究中显示，中国绿茶在降解体内总胆固醇、游离胆固醇、总类脂和三酰甘油含量方面有巨大的作用，不仅如此，多喝绿茶能减少脑中风的发病率。

普洱茶

我们所谓的普洱茶药物成分都较高，多喝能够延年益寿，降低血脂。日常生活中，我们可以把普洱茶、菊花、罗汉果三者研成粉末，每天喝10克，饮用时要用开水沏，坚持饮用就能降低体内血脂。

普洱茶有三种方剂：一是汤剂，即按照配方将普洱茶用开水冲泡或者用水煮，取汤水服用即可。二是丸剂，即按照配方将普洱研成粉末，并用炼蜜和麦粉调制成丸状，口服即可。三是散剂，即按照配方将普洱研成粉末，内服外用均可，内服时兑水服用，外用时用茶油或其他药物调和外敷即可。无论汤剂、丸剂还是散剂，都可以是单方和复方，具体而言，复方药物作用略大于单方，应用较为广泛。

第四节　高脂血症患者的黄金食谱

大豆猪骨汤

【原 料】：

75克排骨，30克大豆，半勺精盐，清水适量。

【做 法】：

1.将大豆及排骨清洗干净；

2.将锅放在火上，锅中加入一些清水，再把排骨及大豆放进去，先用大火把水烧开，然后再用小火炖20分钟左右，最后撒入一些精盐调味便可。

【功效】：

大豆素有“豆中之王”的美称，人们还称其为“植物肉”及“绿色乳牛”，营养价值特别高。干大豆里所含的高质量蛋白质大概为40%，排在所有粮食蛋白质含量的第一位。当代营养学家表示：500克大豆的蛋白质含量跟1千克瘦肉、1.5千克鸡蛋、6千克牛奶所具有的蛋白质含量相等。另外，大豆所具有的脂肪在豆类食物中也居于首位，出油率大概为20%；同时，大豆还含有多种维生素及矿物质。1千克大豆所具有的铁质为110克，其营养非常容易被人体吸收，对于预防缺铁性贫血特别有利；1千克大豆所具有的磷成分为5 710毫克，对于大脑神经的正常运转特别有利。由大豆加工而成的各种豆制品，不仅具有较高的蛋白质，同时还具有人体无法合成且又必须摄入的氨基酸。豆腐的蛋白质可消化率甚至达到了95%，属于理想的食疗食物。

清蒸大豆蓉

【原 料】：

30克煮黏的大豆，150克软饭，适量排骨汤（去掉汤面的浮油）。

【做 法】：

1.把大豆放进筛里，用勺子碾成蓉，放进小煲里，加入适量的排骨汤。

2.把软饭也放进煲里搅拌均匀，用文火煲成稀糊，加入少量精盐调味。

【功效】：

1.提高机体免疫力：大豆含有大量蛋白质，拥有多种人体所需的氨基酸，能够提升人体免疫力。

2.预防血管硬化：大豆里所含的卵磷脂能够去除粘在血管壁上的胆固醇，可预防血管硬化及心血管疾病，对心脏起到保护作用。同时卵磷脂还可以避免肝脏内聚集过多的脂肪，因此可以较好地预防由于肥胖而造成的脂肪肝。

3.畅通大便：大豆里具有可溶性纤维，不但可以起到通便的作用，经常食用还可以使人体胆固醇下降。

4.降糖及降脂功效：大豆中具有一种抑制胰酶物质，对糖尿病的治疗特别有利。大豆所具有的皂甙降血脂效果特别明显，并且还可以抑制体重的上升。

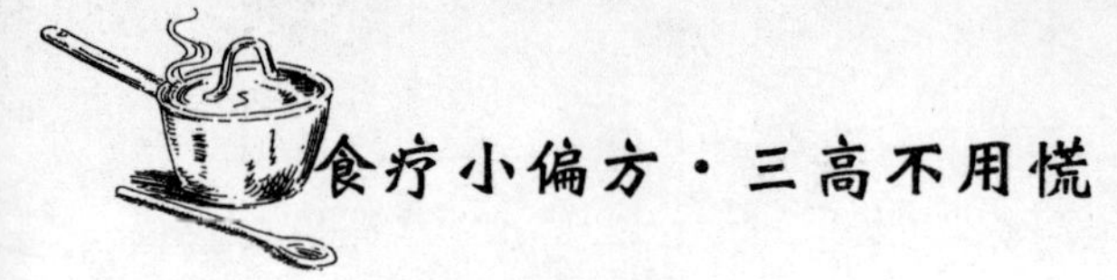

大豆香菜汤

【原 料】：

30克大豆，50克香菜，半勺精盐，3勺植物油。

【做 法】：

1.把大豆清洗干净；再将香菜切段待用。

2.将锅放在火上，在锅内放入适量清水，把大豆放进去，煮至酥烂便可。

3.将植物油及香菜放进去，再放一些精盐调味便可食用。

【功效】：

1.大豆具有味甘，性平的特性，可以起到健脾宽中、润燥消水、清热解毒、益气的作用。更可以用于妊娠中毒、外伤出血、腹胀羸瘦，疮痈肿毒等疾病的治疗。黄豆还具有抗菌消炎的作用，且有利于咽炎、结膜炎、菌痢、口腔炎及肠炎的治疗。

2.大豆是更年期妇女、糖尿病患者及心血管病患者最理想的食物；脑力劳动者及想要减肥的朋友也可以适当吃一些大豆；

大豆在消化吸收的过程里会产生许多气体导致胀肚情况的出现，因此消化功能不好及患慢性消化道疾病的朋友应该尽量少吃；

3.患有严重肝病，痛风，肾病，消化性溃疡及低碘者请尽量不要吃黄豆，长疮痘的朋友在发病期间也是不适合吃黄豆和其制品的。

红薯炒玉米粒

【原 料】：

红薯150克，枸杞10克，鲜玉米50克，青椒20克，精盐、味精及胡椒粉各半勺，淀粉及植物油各1小勺。

【做 法】：

1.将红薯，青椒切成小块；用温水将枸杞泡开；玉米粒焯水，淀粉放入适量清水，将其调成湿淀粉。

2.在炒锅里加入适量油加热到六成热，把红薯丁放入油中炸熟，再捞起来控油。把青椒块，玉米粒放到锅中稍微炒一下，再加入红薯丁，高汤，精盐，鸡精及胡椒粉爆炒，放入枸杞炒匀，再用湿淀粉勾芡便可食用。

【功效】：

食物中抗癌效果最好的营养物质便是β－胡萝卜素（维生素A前体），叶酸及维生素C，而红薯里这三种营养元素的含量都比较高。一个小红薯能够供给人体每天应该摄取的维生素A的份量的两倍，还能够提供给人体每天应该摄取的维生素C份量的三分之一即大概为50微克的叶酸；同时其膳食纤维的含量也要比一碗燕麦粥要高。β－胡萝卜素及维生素C所具有的抗氧化作用对于抵抗氧化物及遗传物质脱氧核糖核酸（DNA）所造成的损害具有有利作用，可以起到一定的抗癌效果。

经常食用红薯有利于维持人体内叶酸水平，体内叶酸含量较少将提高患癌症概率。 红薯里高含量的膳食纤维有助于胃肠的蠕动，同时还可以起到预防便秘及结肠直肠癌的效果。

另外，红薯内含有丰富的钾、叶酸、维生素C、β－胡萝卜素及维生素B_6。这五种成分都有利于心血管疾病的预防。钾可以维持人体细胞液及电解质的平衡，同时还可以起到维持正常血压及心脏功能的作用。

β－胡萝卜素及维生素C可以起到抗氧化，预防动脉粥样硬化的功效。叶酸及维生素B_6可以起到降低血液里的高半胱氨酸水平的效果，而后者会对动脉血管造成损伤，属于心血管疾病所特有的独立危险因素。

蛋花肉末豆芽汤

【原 料】：

60克猪瘦肉，150克绿豆芽，40克蛋清，精盐及酱油各小半勺，淀粉、香油、黄豆粉、植物油及生抽各1小勺。

【做 法】：

1.将瘦肉切成丝，再将其与适量生抽，香油及黄豆粉混合拌匀；绿豆芽处理好备用；把蛋清放入碗里，再放入适量熟油，精盐搅拌均匀。

2.用生油起锅，加入适量精盐，等油烧热后，把绿豆芽放在里面爆炒一下，再放入少量清水煮开，把肉丝放进去，煮大概五分钟，再把汤盛出来，将蛋清淋进汤里便可食用。

【功效】：

豆芽菜拥有较高的药用价值，用黑豆发出来的豆芽，具有补肾、消肿、利尿及滋阴壮阳等作用。现代医学表明：豆芽还具有降血脂及软化血管的功效。

卷心菜炒豆芽

【原 料】：

120克豆芽，50克卷心菜，香油、酱油及食醋适量。

【做 法】：

1.用开水把卷心菜及豆芽焯一下水，去掉水分，再把卷心菜切成细丝。

2.在切好的卷心菜及豆芽里加入适量香油、酱油及醋拌匀后便可食用。

【功效】：

在所有的豆芽中，黄豆芽所具有的营养价值是最高的，同时黄豆素有“豆中之王”的美称，其蛋白质含量特别高，它含有一种胰蛋白酶抑制剂，不但会对蛋白质的利用造成负面影响，同时食用后还会造成腹胀。黄豆长芽后，这些问题均可以得到解决。黄豆芽蛋白质利用率相比黄豆而言要高出大概10%。此外，在长芽的过程里因为酶的影响，大量的钙，磷，锌及铁等矿物质元素便会释放出来。研究表明：黄豆芽的胡萝卜素含量比黄豆多1~2倍，维生素B_2多2~4倍，维生素B_{12}则相当于黄豆的10倍，维生素E相当于黄豆的2倍，烟酸增多至2倍，叶酸也成倍增长。另外，还有一种名为天门冬氨酸的物质含量急剧上升，因此吃豆芽可以减少身体内乳酸聚积，减少疲劳。专家曾表示：黄豆芽里的叶绿素可以分解人体中的亚硝酸胺，从而达到预防直肠癌等数种消化道恶性肿瘤的功效。

豆芽炒鳝片

【原 料】：

70克鳝鱼，30克红尖椒，30克绿尖椒，250克绿豆芽，5克生姜、1小勺精盐，半小勺味精，1大勺植物油，少量淀粉。

【做 法】：

1.把鳝鱼清洗干净，焯水后切成细丝；红尖椒及绿尖椒去子后也切成细丝；再将绿豆芽，红椒丝及青椒丝焯水备用。

2.锅中放入适量油，把生姜丝放在里面爆香，将所有原料都放进去翻炒，放入调味料后，再勾薄芡便可食用。

【功效】：

鳝鱼体内含有丰富的DHA及卵磷脂，这两种物质是组成人体各器官组织细胞膜的重要成分，同时还是脑细胞必需的营养成分。美国实验研究资料显示：经常摄入卵磷脂，记忆力能够提升20%，所以吃鳝鱼可以起到补脑健身的效果。它所具有的特种物质“鳝鱼素”，可以起到降低血糖及调节血糖的作用，对于糖尿病的治疗特别有利。另外，鳝鱼所具有的脂肪特别少，所以糖尿病患者可以多食用鳝鱼。鳝鱼所具有的维生素A含量特别高。维生素A能够提高智力，还可以加速皮膜的新陈代谢。每一千克鳝鱼肉里所具有的蛋白质含量约为172~188克，脂肪含量为9~12克，钙质含量为380毫克，磷含量为1 500毫克，铁含量为16毫克；除此之外，鳝鱼还具有硫胺素（维生素B_1），抗坏血酸（维生素C）及核黄素（B_2）等多种对人体有益的维生素。

银芽拌鸡丝

【原 料】：

150克绿豆芽，75克鸡胸脯肉，1小勺白糖，香油，味精及精盐各小半勺。

【做 法】：

1.把鸡胸脯肉切成细丝焯水备用；绿豆芽处理好后，清洗干净。

2.将锅放大火上，加入适量的水，等水沸腾后把绿豆芽放在里面焯水，之后再捞出，控干水分。

3.把豆芽及鸡丝一块放在盆子里，放入精盐，味精及白糖拌匀，加入适量香油便可食用。

【功效】：

绿豆芽具有丰富的营养，属于素食主义者非常推崇的一种食物。绿豆在长芽的过程中，维生素C含量会增多，同时某些蛋白质也将分解成人体所必需的氨基酸，甚至能够达到绿豆原含量的七倍之多，因此绿豆芽的营养价值要比绿豆大得多。

豆芽炒银鱼

【原 料】：

300克黄豆芽，20克银鱼，50克胡萝卜丝，50克鲜豌豆，精盐及植物油适量。

【做 法】：

1.将银鱼焯水后沥干，再把豌豆煮熟。

2.锅内加入适量植物油，待油烧热后，将葱花爆香，接着再将黄豆芽、银鱼和胡萝卜丝放进去翻炒片刻，随后放入煮熟的豌豆，再炒片刻便可食用。

【功效】：

银鱼非常有营养，其蛋白含量特别高，而脂肪含量却比较低。同时银鱼在食用时不用去鳍及骨，营养丰富，对于人体免疫功能的提升具有促进作用。银鱼里蛋白质含量是72.1%，氨基酸含量也特别高，营养价值非常高，可以起到祛虚活血，补肾增阳及益脾润肺的作用，属于上等滋养补品。中医表示：银鱼具有味甘，性平，归脾及胃经的特点；可以起到善补脾胃、宜肺、润肺止咳及利水的作用；可以用来治疗脾胃虚弱，虚劳及肺虚咳嗽等疾病。特别是那些体质虚弱，消化不良及营养不足者，可以选择食用银鱼。此外，银鱼是一种具有高蛋白及低脂肪特点的食物，高脂血症患者食用此种食物比较适宜。

豆腐酒酿

【原 料】：

30克酒酿，150克豆腐，30克红糖。

【做 法】：

1.把豆腐切成小块。

2.把锅放在火上，放入适量清水烧开，把豆腐，红糖及酒酿放进锅中，开中小火炖大约15~20分钟便可食用。

【功效】：

豆腐所具有的蛋白质特别多，一次吃太多，不但会阻碍人体对于铁质的吸收，同时还容易造成蛋白质消化不良，引起膨胀及腹泻等不良症状的出现。

在通常情况下，人吃进身体里的植物 蛋白质，通过代谢变化，最终大部分变成含氮废物，经肾脏排出。年纪越大，其肾脏排泄废物的能力便会降低。此时，如果不注意饮食，吃很多豆腐，摄入过量的植物性蛋白质，那肯定会造成体内含氮废物增加，从而加重肾脏的负担，导致肾功能进一步退化，给身体带来严重危害。

豆腐具有的嘌呤比较多，嘌呤代谢不正常的痛风病人及血尿酸长时较高的患者都不宜食用豆腐。

豆腐其性偏寒，对于那些生性畏寒，容易腹泻及腹胀的脾虚患者，抑或经常出现遗精症状肾亏的人来说，豆腐应该要少吃。

所以，将豆腐与酒酿一起进行烹调，不但可以解决豆腐偏寒凉这一难题，同时还能够对促进豆腐本身的植物蛋白质加快分解起到有利作用。

雪菜豆腐姜葱汤

【原 料】：

70克雪菜，150克豆腐，1小勺精盐，5克葱花，半小勺味精，适量植物油。

【做 法】：

1.把豆腐放在开水中稍微焯一下水，然后再切成1厘米左右的小块；雪菜清洗干净，切成丁待用。

2.把锅放在火上，放入适量植物油烧热，再放入葱花爆香，加入适量清水，等水烧开后放入雪菜及豆腐块，用小火煮大约10分钟，再用精盐及味精调味便可食用。

【功效】：

雪菜营养价值特别高。据了解，每千克雪菜里水分约占91%，蛋白质含量为19克，脂肪含量为4克，碳水化合物含量为29克，灰分含量为39克，钙质为730~2 350毫克，磷含量为43~64毫克，铁含量为

11~34毫克。人体正常生活所需要的维生素含量比较多，每千克鲜菜里有胡萝卜素14.6~26.9毫克，硫胺素（维B_1）0.7毫克，核黄素（维B_2）1.4毫克，烟酸80毫克，抗坏血酸（维C）830毫克。同时因为其富含芥子油，拥有独特的香辣味，其蛋白质水解后可以产生大量的氨基酸。腌制加工后的雪菜特别漂亮，香气特别浓，滋味也特别好，不管是炒、蒸、煮，抑或是充当作汤的调料，均受到了人们的喜爱。

鸭血汤

【原 料】：

100克豆腐，50克鸭血，香菜、醋、澄粉、高汤及胡椒粉各适量。

【做 法】：

1.把鸭血及豆腐切成丝，放进烧开的高汤里煮熟。

2.用适量醋、精盐及胡椒粉调味，以澄粉勾芡调匀，再放上香菜叶便可食用。

【功效】：

鸭血是一种特别理想的补血食品，我国许多地方均有吃鸭血的习俗，其中特别有名的便是南京的鸭血粉丝汤，其汤浓味鲜，美味可口，属于男女老少都特别喜爱的一种小吃。

鸭血具有多种营养元素，每100克鸭血中含有以下成分：脂肪0.4克、硫胺素0.06毫克、胆固醇95毫克、蛋白质13.6克、核黄素0.06毫克、铁30.5毫克、磷87毫克、锌0.5毫克、碳水化合物12.4克、钙5克、锰0.04毫克、铜0.06毫克、镁8毫克、维生素E0.34毫克、钾166毫克，钠173.6毫克。

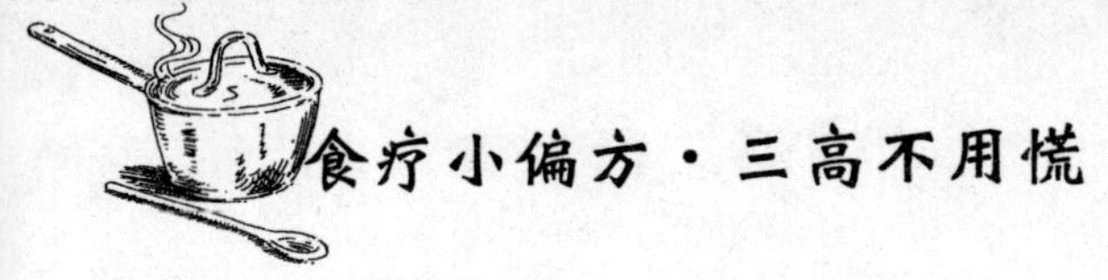

菠菜豆腐羹

【原 料】：

50克豆腐，100克菠菜，1/4杯紫菜汤汁，清水适量。

【做 法】：

1.把菠菜煮软后踝碎；将豆腐放在开水里浸泡1分钟，抑或将其放在微波炉中加热40秒钟待用。

2.把锅烧热，将菠菜、豆腐、紫菜汤汁及清水放入锅中，用文火煮熟便可食用。

【功效】：

菠菜茎叶鲜嫩、色泽明亮、味道鲜美，富含多种维生素及人体所需的微量元素；除了作鲜菜食用外，还可以经过脱水制干及速冻后再食用。

菠菜的主要作用有：

1.畅通大便，预防痔疮：菠菜具有许多植物粗纤维，具有增强肠道蠕动的功效，有利于排便，并且还可以促进胰腺分泌，有助于消化。可以起到治疗痔疮、便秘、慢性胰腺炎及肛裂等疾病的功效。

2.加快生长发育，提高抗病能力：菠菜里具有的胡萝卜素，在人体中会转变为维生素A，可以保持视力的正常及上皮细胞的健康，具有预防传染病的作用，有利于儿童生长发育。

3.提供营养，促进健康。菠菜里具有较多的胡萝卜素、钙、铁、维生素C及维生素E等对人体有益的成分，可以提供人体所需的数种营养物质；它所具有的铁质，可以对缺铁性贫血起到辅助治疗的作用；

4.提高人体新陈代谢：菠菜所具有的微量元素可以增强人体新陈代谢，有利于身体健康。多吃菠菜，还能够降低患中风的风险。

5.清洁皮肤，延缓衰老：菠菜提取物有利于细胞的增殖。不但可以抗衰老，同时还可以起到增加青春活力的作用。

西瓜汁

【原 料】：

100克西瓜，清水适量。

【做 法】：

1.把西瓜瓤放在碗中，用勺子踝碎，再用纱布将西瓜汁过滤出来。

2.加入适量清水稀释。

3.把稀释后的西瓜汁放到锅炉里，再用文火煮一会，放凉后便可食用。

【功效】：

1.西瓜具有清热解暑及去烦止渴的功效。西瓜里具有较多水分。于急性热病发烧、烦躁，抑或口渴汗多时，吃一些美味可口、水分特多的西瓜，症状便可以立马得到改善。

2.西瓜所具有的糖与盐可以利尿，同时还可以起到祛除肾脏炎症的作用，蛋白酶可以将不溶性蛋白质转变成可溶性蛋白质，为肾炎病人提供营养。

3.西瓜内还具有可以使血压下降的物质。

4.食用西瓜后，尿液会明显增加，这便可以降低胆色素的含量，还可以起到畅通大便及治疗黄疸的功效。

5.新鲜的西瓜汁及鲜嫩的西瓜皮可以提高皮肤弹性，让人变得年轻，祛除皱纹，恢复皮肤光泽。

苹果煎鸡蛋饼

【原 料】：

100克面粉，50克苹果，30克脱脂奶粉，蛋清、白糖及植物油各适量。

【做 法】:

1.在蛋清里放入适量清水，搅拌均匀，将面粉及脱脂奶粉搅匀后放进碗中，再慢慢地放入蛋清搅匀，用纱布过滤待用，把苹果剁成碎片。

2.把油烧热，放入蛋浆，做成饼，煎到两面金黄，把蛋浆全部煎完便可以了。

3.将炒锅加油后烧热，把苹果片及白糖一块放进去稍微翻炒一下，放进盘子里作馅。把苹果馅趁热放在每张蛋饼皮上便可食用。

【功效】:

苹果在日常生活中，又被人们称为“智慧果”及“记忆果”，多食用苹果可以起到提高记忆力及提升智能的效果。苹果不但含有丰富的糖，维生素及矿物质等人体必需的营养物质，同时其锌元素的含量也特别高。如果你想同时食用苹果及鸡蛋，那么则可以用苹果及鸡蛋做成苹果鸡蛋饼。主食及水果的组合，可以更好地补充人体所需营养。

鲫鱼汤

【原 料】:

50克豆腐，100克生菜，1~2条鲫鱼，适量精盐。

【做 法】:

1.杀好鲫鱼，清洗干净后沥干；把生菜撕成大概3厘米的长条；豆腐切成小块。

2.把炒锅放在火上，加入适量的油烧热，把鲫鱼放到油中煎到两面金黄时捞出。

3.再起锅，放入适量清水烧开，加入豆腐及鲫鱼煮大概15分钟，再放生菜，等生菜熟后再加入适量精盐调味便可食用。

【功效】：

鲫鱼富含铁、钙及磷等矿特质，其所含有的营养成分特别多，比方说蛋白质、维生素A、脂肪及B族维生素等等。此外，每千克鲫鱼含有蛋白质200克，只比虾少一点点，并且还比较容易被人体消化吸收，常吃可以提高抵抗力。再者，鲫鱼具有健脾利湿、和中开胃、活血通络及温中下气的功效、可以用于治疗肾脾虚弱、气管炎、溃疡、哮喘、水肿及糖尿病等疾病。对于产后妇女而言则是补虚下乳的良好食材。

鲫鱼是日常生活中常见的一种食材，鲫鱼含有动物蛋白及不饱和脂肪酸，经常食用鲫鱼不但可以健身，同时还可以减肥，对于降血压及降血脂也可以起到较好的效果，可以起到延年益寿的作用。

葡萄丝甜糕

【原 料】：

20克面肥，150克面粉，5克金糕，青红丝、桂花、白糖及葡萄干各适量。

【做 法】：

1.把面粉放进盆里，以温水和成面团发酵；把碱以温开水稀释，放进已经发酵好的面团里，拌成稠粥状，再放入白糖，葡萄干及桂花搅拌均匀。

2.屉中放木框，放上屉布，把拌好的果料软糊放进框中，抹平，放上金糕丁及青红丝，以大火蒸半个小时，下屉，放凉后切成小菱形块便可食用。

【功效】：

葡萄属葡萄科落叶木质藤本植物的果实，又可称为草龙珠，蒲桃，蒲陶，水晶明珠等等。葡萄是人们眼中的珍果，且是世界四大水果之首。它不仅营养丰富，用途也特别广。葡萄具有色美、气香、味甘的特点，属果中珍品。不但可鲜食，还可以加工成各种食品，如葡萄干、葡萄汁等，同时葡萄的根、叶均可入药，全身都是宝。

研究表明：葡萄含有15%～30%糖类（主要为葡萄糖，果糖及戊糖），多种有机酸（苹果酸，酒石酸和少量柠檬酸，没食子酸，草酸及琥珀酸等等）及矿物质，同时还富含多种人体所必需的营养物质，如钙、蛋白质、胡萝卜素、氨基酸等等。尤其是现代医学研究表明：葡萄皮及葡萄籽里具有一种抗氧化物质，即白藜芦醇，可以起到治疗及预防心脑血管疾病的作用。

鲫鱼炖蛋

【原 料】：

20克蛋清，100克鲫鱼，2小勺植物油，半小勺精盐，1小勺生姜丝。

【做 法】：

1.鲫鱼清理干净，在鱼背上划几道斜刀花，以精盐水煮半个小时，和汤一起盛出。

2.蛋清里放入适量清水及精盐搅拌均匀，上笼蒸到凝固时再拿出来，接着把鲫鱼放进去，浇一些煮鱼的原汤，放上生姜丝，淋一些植物油，再放到蒸笼中，在火上蒸5到10分钟便可食用。

【功效】：

临床实验表明：鲫鱼肉可以起到预防动脉硬化，高血压及冠心的功效。

1.鲫鱼所具有的蛋白质质量特别好，容易被人体消化吸收，对于那些患有肝肾疾病及心脑血管疾病的人来说，鲫鱼是一种较好的蛋白质摄取食材。经常食用鲫鱼可以提高抗病能力，肝炎、肾炎、心脏病、慢性支气管炎及高血压等患者可以多吃一些鲫鱼。

2.鲫鱼可以起到健脾利湿、活血通络、和中开胃及温中下气的作用，对于那些脾胃虚弱、溃疡、哮喘、气管炎及糖尿病患者来说，鲫鱼具有较好的滋补食疗功效。

3.鲫鱼肉嫩味美，具有许多种吃法，特别适合炖汤，适合中老年人及病后虚弱者食用，同时鲫鱼汤对产妇来说也属于特别好的一道菜肴。

白菜土豆丝

【原 料】：

150克土豆，150克白菜，5克葱，5克蒜，味精、酱油、精盐及醋各半小勺，五香粉1小勺，植物油2小勺。

【做 法】：

1.把白菜清洗干净切成丝；土豆削皮切成丝，红辣椒清洗干净切成丝；葱去皮切成丝瓜；蒜剁成末。

2.用开水把白菜丝及土豆丝焯一下水，沥干水后与红辣椒丝，精盐，葱丝，味精，醋，蒜末，五香粉及熟油搅匀，装盘后即可食用。

【功效】：

大白菜所具有的营养价值特别高，具有多种人体必需的营养元素，如蛋白质、钾、镁、铜、胡萝卜素、维生素B_1、维生素C及膳食纤维等等。由于大白菜所含营养较为齐全，味道清香可口，做法多样，且较易贮藏，因此它属于我国居民一年四季经常食用的蔬菜。

大白菜还具有一定的药用价值，《本草纲目拾遗》里记载大白菜"甘渴无毒，利肠胃"。中国医学表明：大白菜具有味甘、性平的特点，具有养胃利水及解热除烦的作用。可用来治疗感冒、支气管炎、食积、便秘、小便不畅、酒毒等多种疾病。因为其热量较低，也属于肥胖病和糖尿病患者较好的辅助食品。大白菜还含有微量元素钼，可以阻断亚硝胺等有害物质在人体中产生，是很好的防癌食品。

麻婆土豆

【原 料】:

50克豌豆，2个土豆，75克猪瘦肉，2根葱，酱油、甜面酱及淀粉各小半勺，10克豆瓣酱，白糖及香油各适量。

【做 法】:

1.土豆切成块，煮到半熟时捞出；把豌豆氽烫后捞起，放在冷水中浸泡，放凉再沥干；猪瘦肉放进碗里加酱油及淀粉腌一会；葱切成末。

2.把原料放进锅里，以中火煮大概10分钟，将豌豆放进去，淋上香油盛出便可食用。

【功效】:

土豆里所含蛋白质比大豆都要好，与动物蛋白最相近。土豆还具有大量的赖氨酸及色氨酸，这是普通粮食无法比拟的。土豆还含有大量的钾、铁及锌等成分。其中钾可以起到预防脑血管破裂的作用，而其所具有的蛋白质及维生素C差不多是苹果的10倍，同时维生素B_1，维生素B_2及磷含量也要比苹果高出许多。从营养角度而言，其营养价值是苹果的3.5倍。

第五节 高脂血症的消脂小偏方

鲜菊粥

【原 料】：

100克粳米，15克菊花。

【做 法】：

1.把菊花去蒂，晒干，碾成细粉。

2.将锅置于火上，放入清水加粳米，先以大火煮开，再改用文火炖大约20分钟。

3.当粥快要黏稠时，加入菊花，再以文火煮1至2分钟便可食用。

【功效】：

菊花，一般分为白菊，黄菊及野菊。黄菊及白菊均具有疏散风热、清热解毒及平肝明目的作用。白菊味甘，清热力较弱，常食可以平肝明目；黄菊味苦，泄热力较好，常食可以起到疏散风热的作用；野菊味苦，具有较强的清热解毒功效。野菊的茎及叶功用和花差不多，不管是内服，还是外敷，均具功效。

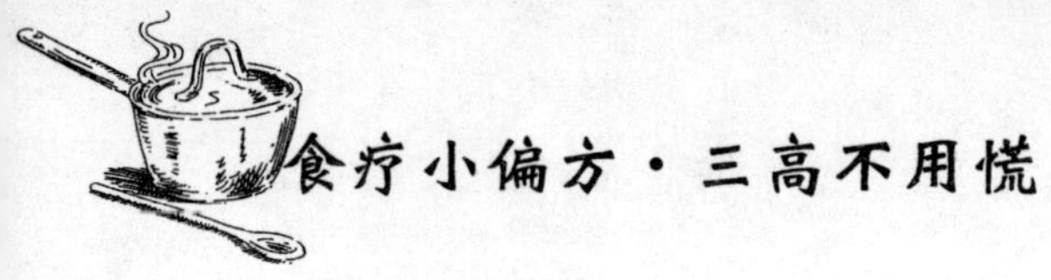

菊花茶

【原 料】：

冰糖适量，5~7朵菊花。

【做 法】：

1.把菊花放进杯中，以300毫升开水冲泡，加盖闷泡5~7分钟。

2.按照个人喜好放入适量冰糖调味便可饮用。

【功效】：

茶用菊，一般有浙江杭菊，安徽滁菊，河南怀菊及亳菊为主。茶用菊经加工后，可和茶叶同用能，起到抗菌、降压，消炎及防冠心病的功效。

羊肉艾叶汤

【原 料】：

70克羊肉，15克艾叶，半小勺精盐，1大勺米酒，5粒红枣，3片生姜。

【做 法】：

1.把羊肉清洗干净，再切成约为3厘米的小段，放进开水中氽熟，捞起待用；将生姜去皮，切片待用。

2.把艾叶、羊肉、红枣及姜片分别加入电锅内锅里，放入米酒、清水及精盐，外锅炉里放入适量清水，炖至开关跳起便可。

【功效】：

与猪肉相比，羊肉更加细嫩，同时其脂肪及胆固醇含量均比猪肉及牛肉要少。相比猪肉来说，羊肉所具有的蛋白质含量比较多，而脂肪含量比较少，同时其维生素B_1、维生素B_2、维生素B_6、铁、锌及硒的含量也比较高。除此之外，羊肉肉质较为细嫩，较易被人体消化吸收。常食羊肉可以起到提高身体免疫力的效果。由于羊肉具有左旋肉碱，有利于脂肪的代谢，因此对于减肥也具有促进作用，所以虚胖及血脂偏高的人士可以多吃一些羊肉。

艾叶可以起到抗菌、平喘、镇咳、利胆及兴奋子宫的功效。中医表示：艾叶性温，味辛、苦，具有温经止血、祛温止痒、散寒止痛及安胎的作用。可以用于吐血、便血、崩漏、胎动不安、痛经、带下、痛疡、泄泻久痢及月经不调等疾病的治疗。

羊肉及艾味搭配在一起烹调，不仅可以起到控制热量及脂肪摄入的效果，同时还可以达到温补和中的功效。

阿胶瘦肉汤

【原 料】：

10克阿胶、70克猪瘦肉，精盐及清水各适量。

【做 法】：

1.把猪瘦肉清洗干净，切成小块待用。

2.锅中加入适量清水，烧开，放入肉块，煮大概2分钟，捞出待用。把猪肉放进炖盅内，以文火炖熟，加入阿胶炖化，随后加入适量精盐调味便可食用。

【功效】：

阿胶性平，安全无毒。其主要成分为各种蛋白质，钙及氨基酸。现代药理学研究证明：阿胶有利于红细胞及血红蛋白的形成，可以平衡血钙，同时还可以提高骨髓细胞的造血机能，避免失血性休克疾病的出现。

荷叶绿豆莲子粥

【原 料】:

50克绿豆，100克粳米，1张荷叶，50克莲子。

【做 法】:

把绿豆、粳米及莲子一块放进砂锅里，加水以小火煮到米烂粥稠便可。注意，不能煮太长时间，同时此粥必须现煮现吃。

【功效】:

荷叶味苦辛微涩，性凉，归心肝及脾经。可以起到消暑利湿、健脾升阳及散瘀止血的作用。

莲子百合桂圆汤

【原 料】:

20克百合，20克桂圆肉，100克莲子，冰糖适量。

【做 法】:

1.把莲子及百合用水泡开、桂圆肉洗净。

2.锅里加入适量清水烧开，加入莲子及百合再煮大概15分钟后关火。

3.放入适量冰糖搅匀便可食用。

【功效】:

桂圆性平，味甘涩，入心、肾经及脾；具有补脾止泻、养心安神及益肾涩清之功效。可用于脾虚久泻，心悸失眠及遗精带下疾病的防治。此汤对于夜寐多梦、心烦口渴、耳目不聪、淋浊、虚泻、遗精、妇女崩漏带下及健忘等疾病具好的治疗效果。

莲子可以补五脏之不足，通畅十二经脉之气血，让气血畅却不腐，莲子所具有的氧化黄心树宁碱可以起到抑制鼻咽癌的功效。莲子所具有的非结晶形生物碱N-9可以起到降血压及血脂的效果。

莲子是老少均可食用的滋补品，对于那些久病、产后，抑或是老年体虚者而言，更应常用。

黄芪猪肉粥

【原 料】:

70克猪瘦肉，15克莲子，藕节、山药、党参及黄芪各20克。

【做 法】:

1.猪瘦肉清洗干净，切成小块。

2.把藕节、山药、党参、莲子及黄芪清洗干净，与猪瘦肉一块放进锅中煎煮，煎到瘦肉熟烂便可。

【功效】:

黄芪为豆科植物黄芪，抑或内蒙古黄芪的根。黄芪具有胆碱，叶酸，甜菜碱，蔗糖及钙等多种人体必需的营养物质。现代医学表明：黄芪可以起到减缓血栓的形成，降低血压，延缓衰老，预防肿瘤，提高机体免疫机能的功效。同时还可用于治疗心脏病，糖尿病及高血压等疾病。

参芪鸡汤

【原 料】:

70克鸡胸脯肉，10克黄芪，10克党参。

【做 法】:

1.把黄芪及党参清洗干净，放入2碗水熬成1碗水的量。

2.将鸡胸脯肉上的筋去除，用刀背拍软后，切成小块。

3.汤汁烧开后，放入鸡胸脯肉，等肉熟之后便可食用。

【功效】：

黄芪具有味甘、性平的特点。归脾及肺经。其质润气和，可以起到健脾补肺及益气养血生津的作用。可以用于脾胃虚弱、倦怠乏力、气短懒言、血虚萎黄、食少便溏、肺虚喘咳，自汗及口渴等症状的治疗。党参可以让神经系统兴奋，同时还可以提高机体抵抗力；可以扩张四周血管及降低血压，同时还可以起到抑制肾上腺素升压的效果。

人参山药粥

【原 料】：

100克粳米，10克山药，半个人参，1小勺精盐。

【做 法】：

1.把人参切碎，加适量水。

2.粳米清洗干净后和人参一块煮，水量可以自行调节。

3.把山药切碎，和人参粥混合在一起煮，待粥煮熟后，放入精盐调味便可食用。

【功效】：

人参是五加科植物人参的根，味甜、微苦，性微温，归脾、肾经，可使人气雄体润，有升多于降的特点。可以起到补气固脱、宁心益智，健脾益肺及养血生津的效果。可以用于治疗大病、失血、久病及脱液所造成的元气欲脱及神疲脉微，咳嗽无力、体虚多汗、消渴、血虚之萎黄、肾虚阳痿等疾病。需注意实热症，正气不虚及湿热症患者不能服用。

金银花茉莉茶

【原 料】：

5克茉莉花茶，10克金银花，白糖及清水各适量。

【做 法】：

1.把金银花及茉莉花茶以200毫升沸水冲泡大约10分钟。

2.放入白糖便可。

【功效】：

金银花具有清热解毒及凉散风热的功效，可以用于喉痹、热血毒痢、温病发热、痈肿疔疮、丹毒及风热感冒等疾病的治疗。

金银花的药用效果：

1.抗菌及抗病毒。金银花对溶血性链球菌、伤寒、肺炎双球菌、流感病毒、金黄色葡萄球菌、痢疾、脑膜炎双球菌及绿脓等疾病均具有很好的抑制作用。

2.具有提高免疫力的功效。金银花可以增强淋巴细胞的转化，提高白细胞的吞噬能力。

3.抗炎及解热功效。金银花可以增强肾上腺皮素激素的释放，可以起到较好的抑制炎症功效。

桑葚果粥

【原 料】：

100克粳米，50克桑葚罐头，白糖及清水各1小勺。

【做 法】：

1.先把桑葚罐头里的桑葚蹍碎，接着把粳米清洗干净后加入适量清水，倒进砂锅里煮粥，先以大火煮，然后再用小火。

2.粥熟后，放入踝碎的桑葚及白糖，稍微炖一会，白糖溶化后便可食用。

【功效】:

桑葚是桑科落叶乔木植物桑树的果实，又称为桑果。颜色为黑，白两种，紫黑色桑葚属于鲜食补益上品，我国很多地区均出产，最为常见的便是江苏、湖南及浙江等地，当夏季来临，果实变成红紫色时便可采收。

早在封建帝王时代，桑葚就已然成为中国皇帝御用的补品。由于桑葚生长环境比较特殊，因此桑葚便具有了天然生长及无任何污染的特性，所以人们又称桑葚为“民间圣果”。

桑葚含有大量的活性蛋白、氨基酸、矿物素、维生素及胡萝卜素等营养成分，拥有多种功效，医学界称其为“二十一世纪最好的保健果品”。常食桑葚可以较好地增加人体的免疫力，同时还具有延缓衰老及美容养颜的效果。

褚实子粥

【原 料】：120克粳米，6粒丁香，30克褚实子，精盐适量。

【做 法】:

1.把褚实子放进纱布袋里，用水泡1~3小时左右，直到褚实子变软。

2.把粳米清洗干净，与褚实子药袋一起加水以大火煮。煮好后放入少量精盐，并把药袋拿出来，把药渣扔掉。

如果加入6粒丁香一起煮，那么其口感及滋养效果将更好。

【功效】:

褚实属桑科植物。果实为圆形，卵圆形到宽卵形，有一点扁，表面为红棕黄色，有少量网状皱纹及颗粒状凸起，质地较硬，却特别脆，容易被压碎。味甜，性寒。归肾经，肝。具有滋肾、明目、清肝及利尿等功效。可以用于肝肾虚弱、水肿胀满、腰膝酸软、目翳昏花及血压血脂过高等疾病的治疗。外用还能够起到去腐生肌的效果。

冰糖雪梨

【原 料】：

100克粳米，50克梨，冰糖、枸杞及清水各适量。

【做 法】：

1.先把锅中的水烧开，接着加入少量粳米，以大火煮5分钟，然后再用文火继续煮。

2.等米粒开花时，加入切成块的梨及冰糖继续以小火煮一段时间。

3.等粥稠时，放入枸杞，10分钟后便可食用。

【功效】：

雪梨具有味甘性寒的特点。含有柠檬酸、维生素B_1、维生素C、胡萝卜素、苹果酸及维生素B_2等多种人体所需营养元素，具有生津润燥及清热化痰的效果。尤其适合秋天吃，可以用于风热、凉心、降火、润肺及解毒的治疗。现代医学表明：梨的确具有润肺清燥、养血生肌及止咳化痰的功效。所以梨对于急性气管炎及上呼吸道感染患者所出现的喉咙痒、音哑、便秘、痰稠及尿赤均具有较好的效果。梨可以生吃，亦可以蒸食，更可以做成汤与羹。然而雪梨性寒，一次不能多吃。特别是那些腹部冷痛、血虚及脾胃虚寒的人，更不能多吃。

枸杞炒山药

【原 料】：

10克枸杞，150克山药，1大勺植物油，1小勺精盐，半勺味精，

10克生姜。

【做 法】:

1.山药处理干净，用刀切成象眼片，放进沸水中焯熟；用水把枸杞泡发；生姜去皮切丝待用。

2.锅里放入植物油烧热，加姜丝爆香，再将山药放进去炒，随后加入精盐，味精及枸杞炒熟便可食用。

【功效】:

枸杞具有补肝益肾的功效，它的颜色鲜红，味香甜。现代医学表明：枸杞具有甜菜碱，胡萝卜素，维生素C、维生素A、维生素B_2、维生素B_1、钙、铁、锌等多种人体必需的营养成分，具有提高造血功能的作用。同时还具有抗衰老、抗肿瘤、抗突变、降血糖及抗脂肪肝等功效，中医经常用枸杞来进行肝肾阴亏、头晕、目眩、消渴、腰膝酸软、健忘、目昏多泪及遗精等疾病的治疗。

淮山红花萝卜粥

【原 料】:

20克山药，10克红花，100克粳米，50克胡萝卜，1小勺白糖。

【做 法】:

1.把山药以清水浸泡一晚上，切成薄片；胡萝卜去皮，切成大概3厘米长的薄片；粳米及红花清洗干净待用。

2.把粳米，红花，山药及胡萝卜一起放进锅中，加500毫升水，放在旺火上烧开，加入适量白糖，再以小火煮35分钟便可食用。

【功效】:

红花具有性温、味辛的特点，入心、肝经。具有活血通经及祛瘀止痛的作用。可以用于闭经、痛经、产后淤阻腹痛、关节疼痛、血液浓稠、跌打损伤、中风偏瘫及斑疹等疾病的治疗。《本草纲目》记载：红花具有活血润燥、散肿、止痛及通经的功效。

淮山炖羊肉

【原 料】：

100克山药，70克羊肉，植物油、生姜及精盐各适量。

【做 法】：

1.山药及羊肉清洗干净后去皮切成薄片。

2.把山药及羊肉一同倒进锅里，放入适量清水，再放入植物油，精盐及生姜，置火上煮2个小时便可食用。

【功效】：

羊肉及山药二者一块食用，对于体虚胃寒、慢性哮喘、阳气不足、四肢冰冷及贫血等患者具有较好的治疗效果。羊肉属于补精血、助虚劳的食物，具有暖中补虚及开胃健脾的功效；山药可以起到补脾养胃及补肺益肾的作用。

蜂蜜柚子茶

【原 料】：

蜂蜜1小勺，冰糖1小勺，1/3个柚子。

【做 法】：

1.把柚子皮里面的白色东西剥掉后切成细丝；柚子肉上的筋去掉。

2.烧适量开水，加入冰糖，待糖溶解后放入柚子皮丝及柚子肉一起煮，直至变成黏稠的糊糊，盛出放凉，放入适量蜂蜜，搅匀后便可加水饮用。

【功效】：

柚子味甘甜，稍有甘味，含有大量的维生素C和其他人体所需营

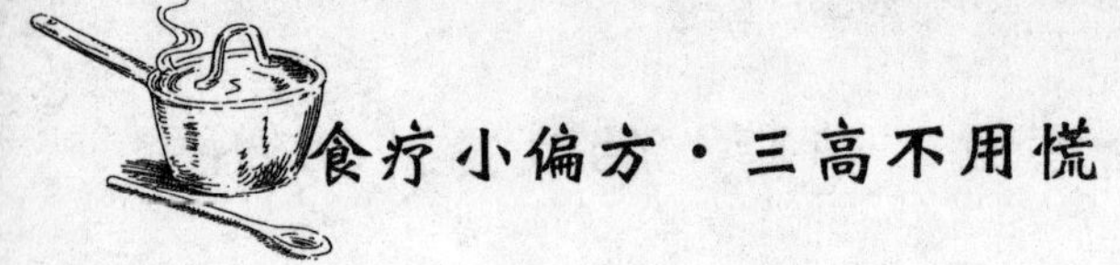

养成分，属于医学界公认的最具食疗效果的水果。现代药理学表示：柚子肉及皮，都含有枳实、胡萝卜素、维生素C、矿物质、挥发油及糖类等人类所需的营养成分。柚子中还具有大量铜元素，铜属于人体健康必需的微量营养元素，可以对血液、免疫系统及中枢神经、头发、骨骼组织，皮肤及脑、肝，心等器官的发育及功能起到较好的促进作用。尤其对于那些体力活动后感觉气促，具有心悸症状且骨质疏松疾病的患者来说特别有利。对于那些患有消化不良、咳嗽、心脑血管病、胃病、慢性支气管炎、痰多气喘及肾脏病等疾病的患者而言，柚子是一种特别好的食疗食材。

虫草乌鸡汤

【原 料】：

10克冬虫夏草，5个红枣，70克乌骨鸡，米酒及冰糖各适量。

【做 法】：

1.把红枣核去掉用水泡开；乌骨鸡清洗干净切成块待用。

2.把鸡块用沸水煮2~3分钟，捞出后以冷水洗去血水。把水煮开，放入鸡块、冬虫夏草及红枣，先大火煮5分钟，再以小火煮30分钟，放入米酒煮开便可食用。

【功效】：

现代医学表明：冬虫夏草中含有大量虫草素、胸腺嘧啶、鸟嘌呤、腺苷、次黄嘌呤、尿嘧啶、腺嘌呤、尿苷及肌苷。腺苷可以起到改善心脑血液循环，抑制神经递质释放，调节内分泌和预防心律失常的作用。此外，冬虫夏草里还含有大量的超氧化物歧化酶（SOD），含量是65mg/g蛋白质。这种酶属于细胞的保护酶，可以起到清除氧自由基的作用，同时还可以保护细胞及组织免受阴离子的损伤，让机体受益及预防衰老症状的出现。

鲜荷叶知母茶

【原 料】：

15克知母、15克陈皮，15克荷叶，20克半夏，3片生姜，5克甘草。

【做 法】：

把所有的食材用1 000毫升水熬煮。

【功效】：

知母具有味苦，微甜，性寒的特点；归肺、肾经；质润气和，降后可升。此茶可以起到清热泻火，滋阴润燥及化痰止咳的作用。可以用于热病热烦渴、咽喉肿痛、虚烦不眠、大便秘结、肺热咳嗽、血液浓稠、骨蒸潮热、消渴淋浊及糖尿病等疾病的治疗。

何首乌鸡粥

【原 料】：

100克粳米、15克何首乌。

【做 法】：

1.把何首乌清洗干净剁碎、粳米清洗干净。

2.锅中放入适量清水，把切碎的何首乌及粳米放进去，熬成粥。

【功效】：

何首乌具有味苦甘涩，性微温的特点，归肝及肾经；性温质涩，能升能降；可以起到补肝肾、润肠通便、截疟、益精血及祛风解毒的效果。主要用于肝肾精血不足、遗精耳鸣、心悸失眠、脾燥便秘、皮肤瘙痒、瘰疬、痔疮等多种疾病的治疗。

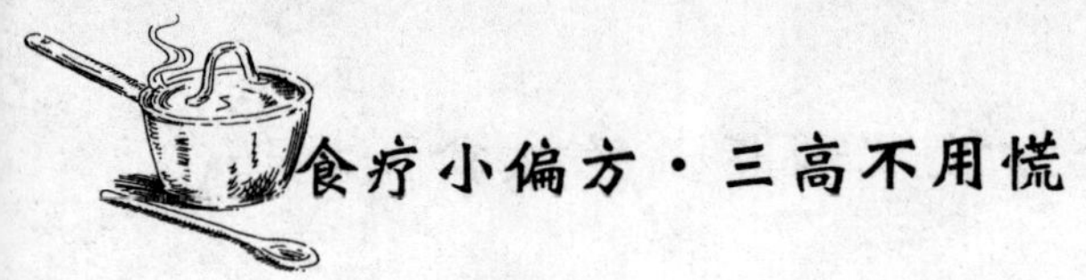

竹荪银耳汤

【原 料】：

50克银耳，30克蛋清，100克竹荪，精盐、味精适量。

【做 法】：

1.先把竹荪处理好后，清洗干净；银耳用水泡开，清洗干净，去蒂。

2.把锅放在火上，锅里放入适量清水，以大火煮开，加入蛋清，放入竹荪及银耳，再以小火炖10分钟，加入精盐及味精调后便可食用。

【功效】：

竹荪属于珍贵食用菌，曾被列为“宫廷贡品”，近代则是国宴名菜，当然也属食疗佳品。竹荪含有的营养物质特别丰富。实验证明：干竹荪所含有的脂肪含量为2.6%，蛋白质含量为19.4%，碳水化化合物含量为60.4%，当中菌糖含量为4.2%，灰分含量为9.3%，粗纤维含量为8.4%。竹荪对于高血压、肠胃疾病及神经衰弱等疾病的治疗具有促进作用。同时竹荪还具有独特的防腐功能，夏天与竹荪一起烹调的菜几天也不会变馊。

竹荪可以起到滋补强身、宁神健体及益气补脑的作用，同时还具有补气养阴、清热利湿及润肺止咳的功效。竹荪可以保护肝脏，降低腹壁脂肪的积累，具有俗称“刮油”之功效。云南苗族人得癌症的概率特别低，这和他们经常食用竹荪或许有关。现代医学研究表明：竹荪里含有可以抑制肿瘤的成分。

木瓜炖雪蛤

【原 料】：

75克雪蛤，1个木瓜。

【做 法】：

1.把木瓜从1/3位置切开，将子去除。

2.把雪蛤放入木瓜里，上火蒸半个小时至熟便可食用。

【功效】：

雪蛤油最多的成分是氨基酸，此外还含有19种微量元素、维生素A、维生素B、胶原蛋白及胡萝卜素等多种营养元素；含有大量的蛋白质，其脂肪含量仅为4%，同时还含有不含胆固醇的上等不饱和脂肪酸、磷脂化合物、核酸，各种维生素、激素和人体所需的各种氨基酸，还含有钾、铁、锰、硒等多种微量元素。雪蛤最独特的地方在于其含有丰富的荷尔蒙，这也是雪蛤珍贵的营养，有"动物人参"之称的原因。

雪蛤周身都是宝，现代医学鉴定表明：雪蛤膏所含有的主要成分中蛋白质的含量达到了51.1%~52.6%（雪蛤油蛋白质含量为56%），脂肪含量为4%，矿物质含量为4.7%，并含有人体必需的18种氨基酸，不饱和脂肪酸，磷脂化合物，各种维生素，及多种微量元素。并且雪蛤还含有大量表皮生长因子，有利于细胞分裂，使皮肤细腻红润，细胞新生。同时还含有少量有利于人体的天然激素睾酮、黄体酮及雌二醇等。可以起到补肾益精、壮阳健体及润肺养阴的效果。

黑枣炖乌鸡

【原 料】：

10克桂圆，5克黑枣，75克乌鸡，3克生姜，1小勺味精，半小勺精盐。

【做 法】：

1.把乌鸡清洗干净剁成小块；黑枣清洗干净，生姜切片薄片。

2.把乌鸡块、生姜片、黑枣及桂圆一放入炖盅里，放入调料炖1个钟头至熟便可食用。

【功效】：

黑枣具有补中益气、养血壮神、悦颜色、助十二经、调和百药、养胃健脾、润心肺、生津液、通九窍及解药毒的功效。

黑枣可以增强人体免疫力，同是还能够抑制癌细胞生长。药理研究表明：黑枣有利于白细胞的生成，可以起到降低血清胆固醇的功效。同时还可以增加人血白蛋白，保护肝脏。黑枣里还含有抑制癌细胞的成分，甚至还能够将癌细胞转变成正常细胞。

经常吃黑枣的人患胆结石的概率特别低，这是由于黑枣里所具有大量维生素C可以让身体里的多余胆固醇转化成胆汁酸，胆固醇减少了，那么结石出现的概率也就随之下降了。

黑枣里含有大量钙及铁，它们可以起到预防骨质疏松及产后贫血的功效，中老年人在更年期时很容易出现骨质疏松情况，而处于发育阶段的青少年及妇女也容易出现贫血症状，黑枣可以起到较好的食疗功效，其功效一般是药物无法企及的。

番石榴茶

【原料】：

番石榴果脯或者番石榴干50克、绿茶500克。

【做法】：

1.将番石榴果脯或者番石榴干洗净。

2.将番石榴放入泡开的绿茶中，闷盖闷15分钟，即可饮用。

【功效】：

番石榴茶是由番石榴及绿茶配制而成的降糖佳品，番石榴茶保存了番石榴含有的纤维素、维生素、矿物质和果糖，配合不含糖又能降压、降糖的绿茶冲泡，在日常多饮用能有效控制体内的血脂含量。

我国自古以来，有食用番石榴果实和叶子来控制血压、血脂的历史，主要是因为番石榴果实和叶子都含有丰富的微量元素和有机铬。医学研究证明，很多高脂血症患者体内都有明显的缺铬现象。因为铬是人体所需的必要微量元素，如果缺铬，就会影响正常的糖代谢和脂肪代谢，导致血糖分解不畅，引起血脂升高。因此，补充铬能有助改善高脂血症患者和糖耐量异常患者体内的葡萄糖耐量，起到降低血糖、血脂，增强胰岛素敏感性的作用，避免因血脂过高而引起的并发症。

番石榴葡萄汁

【原料】：

番石榴1个，番石榴叶50克，红葡萄100 克，文旦80克，柠檬1个。

【做法】：

1.番石榴洗净，去子切块。

2.番石榴叶洗净，剁烂。

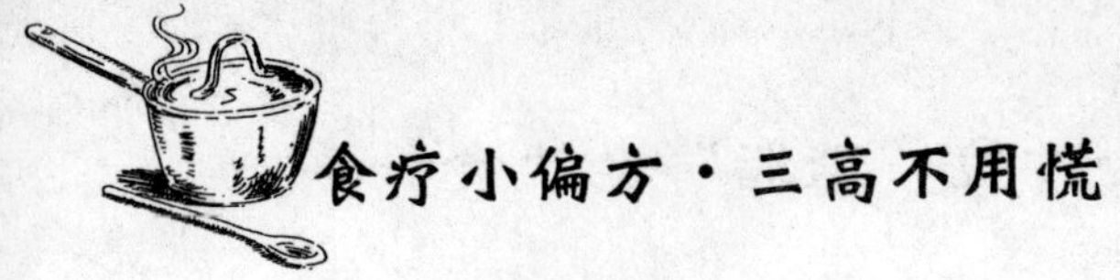

3.红葡萄洗净。

4.文旦去皮。

5.柠檬洗净，去皮切块。

6.将上述材料一起放入料理机，加冰块，搅拌后即成。

【功效】：

番石榴的特点是热量低、纤维高、水分多，容易给人饱足感，所以特别适合高脂血症患者食用。它和一般的水果不同，果糖成分比较低，但又含有丰富的水溶性纤维果胶，有助于降低体内的血脂及胆固醇含量，因而适合高脂血症患者进食。从中医的角度来讲，除了番石榴果实具有食用价值之外，番石榴叶还具有显著的降血脂功效。因为番石榴叶对于由链霉素诱发的糖尿病，具有比较强的降血糖活性，还能加速体内血脂分解代谢，有助降低体内的血脂和血糖的含量。

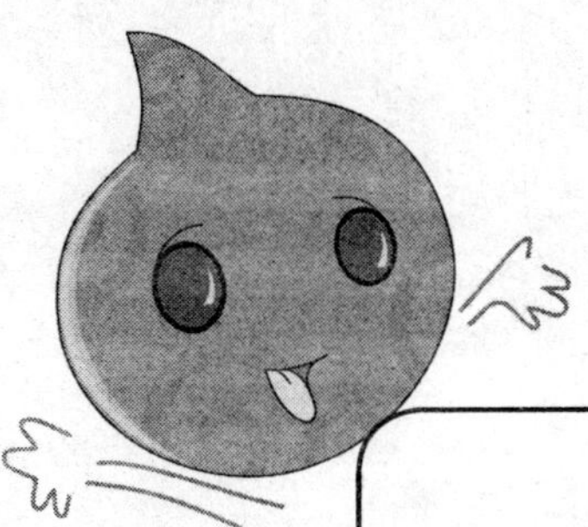

【第三章】缓解『高血糖』，巧用食疗制胜糖尿病

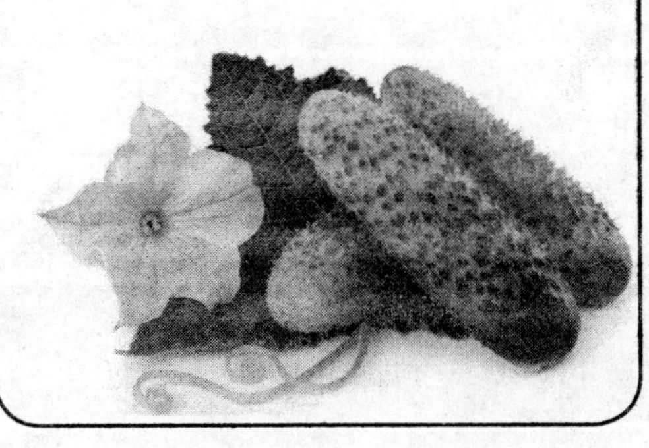

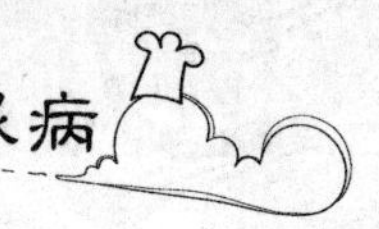

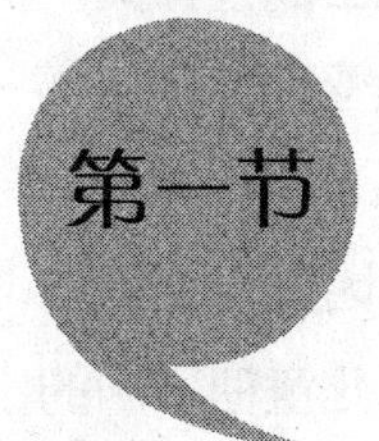

第一节 "高血糖"等于"糖尿病"吗?

关于"高血糖"

说到血糖，我们需要先了解空腹的概念。空腹是指人体在8小时内没有摄入任何含糖物质以及无糖的状态。高血糖在医学上有两种定义方式，一种是指在空腹情况下，血糖浓度超出正常范围；另一种是指在空腹状态血糖浓度处于正常范围（4.0~6.1mmol/L）内，吃饭2小时后超出了7.8mmol/L。高血糖虽然是糖尿病的一大临床症状，但它绝不等同于糖尿病。在医学上，高血糖只是一种血液糖分的检测结果，是用来诊断疾病的参考，是暂时性的结果。所以，如果体检发现自己血糖浓度比正常范围高，切莫盲目认定自己得了糖尿病。

1.偶然的高血糖。这一偶然是指在体检之前摄入大量含糖物质的情况下，出现的血糖偏高的结果。这种状况下，只需要过几天后再去医院检查，对比检查结果就可以了。所以，假如查出了高血糖，一定不要太紧张。

2.不良的环境和生活饮食习惯。良好的生活环境能够降低人体的血糖浓度，这一神奇作用的源头就是空气中的负离子。负离子是大气中的自然因子，能够有效地控制体内的血糖浓度。但是现代工业化的严重污染致使空气中负离子的含量急剧减少，人体对其摄入量的降低自然就成了高血糖的诱因。另外，快餐的流行使不少人养成了食用高

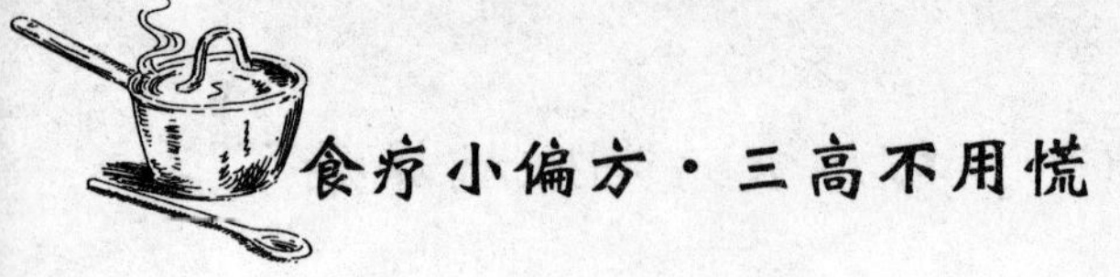

热量高糖分饮食的习惯，这也是导致高血糖的因素。

3.其他疾病导致的高血糖。高血糖的产生很可能与冠心病有关。所以，一旦确诊患了高血糖，一定要查出原因，对症下药，只有这样才能做到防患于未然。

4.如果不是上述因素引起的高血糖，那么就要重视病因是否与糖尿病有关。现在糖尿病患者呈现年轻化的趋势，甚至出现了儿童糖尿病的病例。所以，面对糖尿病的早期症状——高血糖，一定要趁早治疗。

5.基因遗传等因素也有引起高血糖的可能。

虽然下面几种情况也能引起血糖浓度增高，但并不是糖尿病。

甲状腺功能亢进症等内分泌疾病会引起继发性高血糖。这种状况，只有控制原发病，血糖才会恢复正常。

人体在胃灼热、剧烈疼痛等应激状态下会促进促肾上腺皮质激素、胰岛素拮抗激素等具有升高血糖作用的激素分泌加快，此时，胰岛素含量就会相对不足，血糖含量也就升高了。一旦应激状态消失，血糖自然就恢复正常了。

各种肝脏疾病，比如肝硬化、肝炎等会导致体内肝糖原储备量减少，从而出现饭后血糖升高。这时需要做的就是对肝脏疾病的积极治疗。

当人处于饥饿状态或者患有慢性疾病时，体力下降，糖耐量降低会引起血糖升高。这种情况可以通过疾病治疗，改善体质来恢复。

另外，一些影响糖分在体内代谢情况的药物，例如阿司匹林、糖皮质激素等，一旦服用也会导致血糖升高。这种情况只需要停药即可恢复正常。

高血糖和糖尿病的关系可以用一句话总结：糖尿病血糖一定会升高，但血糖升高并不一定是糖尿病。所以，日常生活中要注意饮食，严格控制糖分的摄入。一旦发现血糖升高，一定要及时检查，尽早治疗。

糖尿病的形成因素

糖尿病是一种高血糖代谢疾病，这种疾病来源于体内胰岛素分泌障碍或作用障碍。持续的高血糖可引起体内代谢系统发生严重紊乱，长此以往，很可能会导致全身器官组织，尤其是心血管、肾脏，神经系统和眼睛发生损害，甚至产生功能性障碍和衰竭，严重情况下会出现电解质紊乱、失水、酸碱平衡等高渗昏迷和急性并发症酮症酸中毒。所以需要对其进行全方位的健康管理，究其形成因素，主要有：

遗传因素

1.家族遗传史：Ⅰ型糖尿病呈现一定的家族性分布。研究报告指出，如果父母双方都有糖尿病病史，那么其子女会有4%～11%的发病概率；在兄弟姐妹之间则有6%～11%的发病率；而同卵双生的孩子同时发病的概率不到50%。

2.Ⅰ型糖尿病与HLA：HLA是人类白细胞抗原的简写，它是一组位于人类第6对染色体短臂上的基因群，由Ⅰ、Ⅱ、Ⅲ3类基因进行编码。Ⅰ类基因区域由HLA-A、HLA-B、HLA-C和一些不明功能的基因和假基因组成，主要负责在有核细胞表面编码抗原分子并将其传递给CD8组织的T淋巴细胞；Ⅱ类基因区域是由HLA-DR、HLA-DQ和HLA-DP 3个亚区组成，主要负责在抗原递呈细胞和成熟的B淋巴细胞表面编码DP、DQ和DR抗原并将这些抗原传递给CD4 细胞；Ⅲ类基因区域主要编码一些含有补体成分的溶解性蛋白质，例如C4B、热休克蛋白（HSP）、C2C4A等。HLA在参与调节和诱导免疫反应、识别异己和自身等很多方面有着十分重要的作用。它主要通过MHC的限制，促进自身形成和维持一定的耐受特性，并且在T淋巴细胞识别抗原和其他免疫细胞的过程中也起到了重要的参与作用。

环境因素

Ⅰ型糖尿病多由感染引起或者与感染的发生密切相关。引起感染的常见病原体有风疹病毒、麻疹病毒、腮腺炎病毒、巨细胞病毒、脑炎病毒、柯萨奇病毒、Epstein-Barr病毒以及流感病毒等。但是，这些病毒的感染并不意味着一定会患糖尿病，其发生的可能性主要还是由身体素质和抵抗能力决定的。比如，两兄弟或者两姐妹同时感染了病毒，虽然两人体内的病毒抗体会等量升高，但是很有可能只有一个人患了糖尿病，这是因为不同人体内对同一病毒的易感性和自身免疫反应存在程度上的差异。

遗传和环境因素的双向作用

遗传因素和环境因素对Ⅰ型糖尿病的产生有着不同程度的影响。一般情况下，Ⅰ型糖尿病发病必须满足来自于遗传方面的易感性，虽然我们仍然不清楚环境因素是怎样激发胰岛B细胞发生自身免疫反应的，但是可以确定的是：只有存在某些环境因素的诱发，致使B细胞受到损害，而且这一损害必须大于B细胞自身耐受程度，Ⅰ型糖尿病才会发生。

虽然尚不明确发病原因，但一般认为Ⅱ型糖尿病是一种表现为强烈性遗传或多基因遗传异质性的疾病。其发病主要是由胰岛素抵抗为主伴有胰岛素分泌不足，胰岛素分泌不足为主或者纯粹性胰岛素缺乏导致的。当然，除了遗传因素外，这一疾病的发生也与缺乏活动、肥胖和老龄化等因素有关。Ⅱ型糖尿病虽然呈现出遗传异质性，但是却和空腹高血糖患者在某些方面表现出相同的症状，如肝脏葡萄糖产生增加、胰岛素分泌障碍和胰岛素抵抗等。

糖尿病的分类

可以根据不同的发病机理将糖尿病分为四大类，但是最常见也是发病率最高的就是Ⅰ型和Ⅱ型糖尿病。

Ⅰ型糖尿病患者大约占了糖尿病患者的10%，多发于青少年和儿童，是一种自身免疫性疾病，也就是通常所说的胰岛素依赖型糖尿病。Ⅰ型糖尿病患者空腹情况下体内胰岛素水平较低，血糖浓度波动较大，“三多一少”也表现得比较明显。患Ⅰ型糖尿病的人多患有酮症，有的病人甚至第一次就诊时就能查出酮症酸中毒。这种病患表现为对外源胰岛素的绝对依赖，一旦脱离胰岛素的治疗就会出现反复性酮症酸中毒，严重的话甚至会死亡。胰岛B细胞会随着Ⅰ型糖尿病病情的加重逐渐遭到破坏，进而失去功能。这也是Ⅰ型糖尿病病患需要依靠胰岛素治疗的主要原因。

Ⅱ型糖尿病患者大约占了糖尿病患者的90%，多见于老年人和40岁以上的中年人，大多数是家族遗传，就是所谓的非胰岛素依赖型糖尿病，也可以称作成年发病性糖尿病。患有Ⅱ型糖尿病的人大多体形较胖，病情发展也比较缓慢，所以病情比较轻。临床上只有口渴、口干等少许症状，不少人甚至都没有明显的症状，也很少出现酮症，“三多”现象并不明显，一般都是体检时偶然检查到的。患有Ⅱ型糖尿病的人可以通过口服降糖药和饮食调理得到稳定的控制，但是对于身形较瘦，拥有多年糖尿病病史的患者则需要通过外源性胰岛素来治疗高血糖。

除此之外，也有很多人患的是特殊型糖尿病或者是因为妊娠得了糖尿病。

糖尿病的表现

糖尿病在临床上的表现症状主要分为以下两类：第一类症状与体内代谢紊乱息息相关，主要表现为高血糖的“三多一少”，但是这种症状大多发生于Ⅰ型糖尿病患者身上，Ⅱ型糖尿病患者身上只有少许的症状表现出来；第二类是伴随而来的各种急性和慢性疾病的症状。

1.多尿。是因为血糖浓度超过了肾糖阈8.89～10.0mmol/L的范围，导致肾小管不能完全吸收肾小球滤出的葡萄糖，从而形成了渗透性利尿。而且血糖浓度和排尿量是呈正比变化的，一天时间内最多可达到5 000mL到10 000mL。但是，对于有肾病的人和老年人而言，血

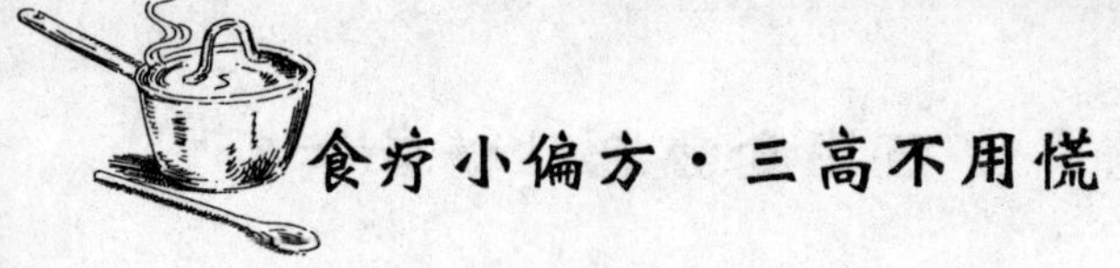

糖浓度的升高并不能引起明显的多尿症状，这是因为对于这类病人而言，血糖浓度增高会引起尿糖排泄的障碍。

2.多饮。多饮的直接后果就是多尿。其产生的主要原因是因为高血糖的出现大大增加了血浆的渗透压，加上高血糖患者的多尿症，导致了水分丢失严重而发生了细胞内脱水。这使得高血糖又进一步严重化，往复循环，血浆渗透压又升到新的高度，严重刺激口渴中枢神经，引起患者口渴多饮。

3.多食。目前医学界并不太清楚多食的发生原理。但是高血糖导致葡萄糖利用率降低这一说法得到了广泛的认可。葡萄糖利用率是指葡萄糖在经过组织细胞前后在动静脉血液中的浓度差。葡萄糖利用率和人的饱腹感有直接的关系，对于正常人而言，当葡萄糖利用率大于0.829mmoL/L时，会抑制摄食中枢的活性，激活相应的饱腹中枢，这样，人们就会失去进食的欲望；当葡萄糖利用率缩小时，会引起人们产生饥饿感进而想要进食。对于糖尿病患者而言，虽然体内含有大量的糖分，但是由于相对、绝对地缺乏胰岛素或者直接对胰岛素不敏感，实质上患者对葡萄糖的利用率很低，摄食中枢一直处于激活状态，体内各个细胞组织持续性的“饥饿”自然导致了患者强烈的饥饿感，产生多食现象。

4.视力下降。临床显示很多患者在初期就诊时就出现了视力下降和模糊的情况，但此时的视力问题大多是功能性变化，这种变化可能与高血糖引起的晶体渗透压和屈光度变化有关。只要合理控制血糖的变化，视力就能很快地得到恢复。

5.乏力。糖尿病患者有明显全身乏力，精神不振的症状。这是由于患者机体不能完全氧化葡萄糖引起的，在葡萄糖难以全部氧化的情况下，患者体内缺乏能量，再加上电解质失衡、细胞失水、负氮平衡等状况，乏力感就更加明显了。

6.体重下降。表面看来，身患糖尿病的人在食欲和饮食上都表现得很正常，实际上体重却不断下降，这是因为患者不能将葡萄糖转化为能量，导致体内脂肪和蛋白质不断分解，最终引起体内负氮平衡，体重下降，慢慢地出现身形消瘦的症状，经过恰当的治疗，是可以很好控制住体重下降趋势的，情况好的话，甚至可以实现体重回升。但是如果在治疗中仍出现体重不断下降或者消瘦，很可能是出现了其他慢性消耗疾病或者没有合理控制住患者体内代谢紊乱的状况。

7.并发症。糖尿病是一种并发症很多的疾病，主要有急性和慢性并发症。急性并发症主要包括多发于Ⅱ型糖尿病的高渗非酮症昏迷和酮症酸中毒，而酮症酸中毒多发于Ⅰ型糖尿病，而只有在应激条件下才可能伴随Ⅱ型糖尿病出现；慢性并发症是主要发生于微血管、大血管和神经上病变的并发疾病，控制不好的话，会慢慢蔓延到全身组织器官上。

糖尿病的诊断标准

糖尿病的诊断标准有两种：一种是在空腹情况下，体内血糖浓度大于或等于7.0mmol/L；另一种是在饭后两小时后，血糖浓度大于或等于11.1mmol/L。

通过“尿液”进行诊断

1.尿糖。正常人可以完全吸收肾小球滤出的葡萄糖，并且每天排出的尿液中无法检验出葡萄糖。肾糖阈值是指血糖浓度160～180mg/dL，健康人只要超过这个范围就可以通过尿液检查出来，而糖尿病患者每天尿液中的含糖量至少都大于150mg。但是尿糖的出现会受到多种因素的影响，比如：患有肾脏疾病的老年糖尿病患者，即使血糖浓度超过10mmol/L，甚至13.9～16.7mmol/L，尿液中也不会出现糖分；而正常的怀孕期妇女或者有肾小管、肾间质疾病的人，由于肾糖阈降低，即使血糖正常也会出现尿糖。医院通常使用葡萄糖氧化酶和班氏法来检测糖尿。葡萄糖氧化酶法是利用酶和葡萄糖产生唯一的阳性反应来判断，但是会在水杨酸、大剂量抗坏血酸、左旋多巴和甲基多巴参与的情况下出现假阳反应。而班氏法由于操作不便，加上容易受到尿液中果糖、乳糖、先锋霉素等物质的影响而呈现出假阳性，已逐渐遭到淘汰。另外尿糖还受到膀胱排空情况和尿量的影响。虽然尿糖量可以在临床上作为提示进一步检查和监控糖尿病病情的指标，但并不是糖尿病的判断依据。

2.尿酮。尿酮体检测是以硝酸钠与乙酰乙酸反应产生的紫色物质为标准，这也是尿酮体阳性的表现。它为胰岛素缺乏提供了指标，并提示糖尿病患者可能存在酮症酸中毒，进而从事下一步的血气分析和酮体测定。酮体是β-羟丁酸、乙酰乙酸和丙酮的合称，其中β-羟丁酸占了绝大部分，但酮体检测却不能测定出β-羟丁酸。据称，当尿液样本长时间暴露于空气中会使得检测结果呈假阴性，而检测中使用例如卡托普利这类含巯基的药物时，则会出现假阳性的表现。

糖尿病患者，特别是Ⅰ型糖尿病患者，在出现莫名的消化道症状如呕吐、腹痛、恶心时，在怀孕和严重应激状态时或者突发急性病时，应该及时就诊进行酮体检测。

3.管型尿。管型尿大多呈现颗粒管型和透明管型，常常和大量的蛋白尿症状一起出现，主要发于弥漫型肾小球硬化症。

4.尿C肽。C肽是一种等分子肽类物，它和胰岛素一样都来自于胰岛B细胞。我们可以通过检测C肽的浓度来推测胰岛B细胞的贮备功能。

5.尿白蛋白。尿白蛋白检测为反映糖尿病患者肾脏的病情提供了快速的判断标准。

6.镜下血尿及其他。这类症状有时伴随着肾乳头炎伴坏死、肾小球硬化症、肾盂肾炎等疾病出现。尿路感染或肾盂肾炎常常伴随着大量的白细胞出现，而肾乳头坏死则会排出肾乳头坏死组织。

通过“血液”进行诊断

未伴随并发症的患者大多血常规检测表现正常，但也会出现以下生化改变：

1.血糖。Ⅱ型糖尿病中轻度病例在空腹情况下，血糖浓度表现正常，但饭后却经常大于200mg/dL；而对于Ⅰ型病例及其重症患者而言，则经常处于200～400mg/dL的范围内，严重时甚至会达到600mg/dL，虽然这类患者经常出现糖尿病酮症和高渗昏迷引起的严重失水，但经过治疗血糖是可以快速下降的。

2.血脂。高脂蛋白血症和高脂血症是没有得到妥善治疗的患者常出现的并发症。这类病症的患者大多是肥胖的Ⅱ型糖尿病病人，也会出现在少数的消瘦病人身上。他们大都得了高脂蛋白血症第Ⅴ型疾病，血液是一种乳白色混浊液体，含有很高的脂肪成分，偶尔会出现漂有乳糜微粒的乳白色奶油盖。不仅如此，游离脂肪酸浓度会上升2倍多，三酰甘油浓度会上升4～6倍，低密度脂蛋白（LDL）、磷脂、总胆固醇的浓度都会出现大幅的上升。虽然纯粹的糖尿病患者在这方面的升高不明显，但对于患有肾脏病变和动脉硬化性心血管病的糖尿病病人而言，脂质的增高却是非常明显的。游离脂肪酸的浓度变化与血糖有着密切的联系，它的升高会加速脂肪的分解，降低高密度脂蛋白在体内的浓度，这表明糖尿病没有得到良好的控制。

3.有关乳酸性酸中毒、高渗昏迷、肾脏病变和酮症酸中毒相关章节中涉及的非蛋白氮、电解质、酸碱度、血酮和CO_2结合力等变化，这些将在下面论述到。

糖尿病的并发症

所谓“糖尿病并发症”就是由于糖尿病引起的身体机能的病变，这种病变有急性和慢性之分，它们两者也就构成了整体病变。在病变过程中，它们总是能或多或少地影响人体的脏器或身体系统。糖尿病的病程长短和人为是否控制得当直接决定了并发症能否发生，普通的糖尿病患者，病程都不会很长，再加上患者主动配合治疗，并发症也就无机可乘了，糖尿病患者一般不会出现病情加重的现象； 但是那些病程很长的患者，由于没有及时控制病情，于是产生多种并发症也就理所当然了。整体来说，一旦并发症出现，人体的各个器官都会受到影响，许多人认为糖尿病是使其他病出现的罪魁祸首。长期的高血糖、高脂血症、血液高凝高黏、内分泌失调，高胰岛素血症，动脉硬化以及微血管病变都是出现糖尿病并发症的主要原因。我们所熟知的并发症都有：糖尿病酮症酸中毒、非酮症性高渗性昏迷、糖尿病乳酸性酸中毒、糖尿病性心脏病、糖尿病性脑血管病变、糖尿病性肢端坏疽、糖尿病性神经病变、糖尿病性肾病、糖尿病性视网膜病变。

糖尿病的急性并发症

糖尿病急性并发症是急性代谢紊乱的表现之一，大多是由于间接性的胰岛素短缺、身体感染、降糖药使用过度造成的。急性并发症的种类繁多，像糖尿病酮症酸中毒、非酮症性高渗性昏迷、糖尿病乳酸性酸中毒、低血糖昏迷都可以称为糖尿病急性并发症。

糖尿病的慢性并发症

1.感染：糖尿病患者一般血糖都较高，这就为细菌的生长繁衍提供了机会，而且当血糖变高了，白细胞吞噬细菌的能力就变弱了，于是患者也更容易被感染。最易被感染的地方有泌尿道、呼吸道和皮肤。

2.心脏病变：糖尿病人患有冠心病的概率是远远高于非糖尿病患者，心脏病变的主要症状有心脏扩大、心力衰竭、心律失常、心绞痛、心肌梗死等。

3.神经病变：患者的神经细胞、神经纤维都会因为血糖过高而产生变化，比如四肢无因性的疼痛、麻木、感觉减弱。严重的患者则会有局部肌无力、肌萎缩的症状。

4.糖尿病肾病：也叫作糖尿病肾小球硬化症，这种并发症是最普遍却也是最难治愈的，大部分糖尿病患者都是死于这种并发症之下。

5.酮症酸中毒：当胰岛素依赖型糖尿病未经治疗、治疗中断或出现紧急情况的时候，都容易导致糖尿病酮症酸中毒。因为糖尿病患者的胰岛素都很匮乏，脂肪的分解速率也很快，于是脂肪酸也就越积越多，流入肝脏后发生反应，使酮体在血中的浓度上升，相应的酮体不能再服务于肝脏以外的组织，再加上酮体本身呈酸性，从而导致患者出现酮症酸中毒这种并发症。

6.眼部病变：对于那些患有糖尿病超过10年的患者，他们都会因人而异的出现虹膜炎、青光眼、白内障等眼部疾病。

7.糖尿病足：糖尿病足产生的主要原因是末梢神经病变，下肢气血不循环和细菌感染。主要表现为足部疼痛、溃疡、肢端坏疽。

糖尿病的早期信号

当人体出现“多饮、多食、多尿、体重减轻”的情况时，就应该警惕是否患有糖尿病，不过大部分患者都没有什么典型的症状，但没有糖尿病的典型症状并不代表没有糖尿病。糖尿病有一些容易被人忽视的“早期症状”，如果我们发现的不及时很可能使病情加重。

专家调查发现，很多人在早期根本意识不到自己患有糖尿病，到症状出现后才渐渐得知，可这时候已经出现了慢性并发症。所以我们除了要知道“三多一少”的症状，还要多了解一些被我们遗忘的早期症状，如您有以下症状之一，就要提高警惕。

皮肤瘙痒

一般人们在患有糖尿病后，都会出现皮肤瘙痒的症状，尤其是女性阴部表现更加突出。据内分泌专家说，如果中老年人在毫无预兆的情况下出现皮肤瘙痒症状，就很有可能是糖尿病在作祟。

腹泻与便秘

糖尿病会造成内脏的神经病变，从而胃肠道的机能也会混乱，于是要么出现顽固性腹泻，要么就是便秘，就算是抗生素对此也无可奈何。

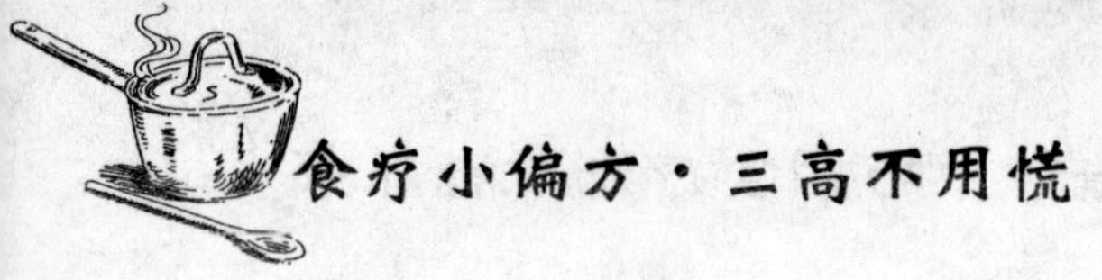

手足麻木

糖尿病可使人体的神经末梢发炎，并且手脚会麻木、无知觉、甚至疼痛，严重者在走路的时候甚至会觉得像踩在海绵上一样，如果你处于糖尿病末期，你更会患有末梢神经炎。

尿路感染

糖尿病所诱发的泌尿系感染不同于一般的泌尿系感染：第一：菌尿的源头主要是在肾脏，一般的泌尿系感染源头则是下尿道；第二：就算你提前做了抗感染预防，急性肾盂肾炎发热期也不会得到改善，还是长于一般的泌尿系感染。

女性因为尿路比男性短，所以尿路感染的概率更大，糖尿病一旦失控，尿糖含量就会更高，这也就更容易滋生细菌，尿道感染也会变得更容易。

排尿困难

高血糖会破坏膀胱的自主神经系统，膀胱就会更难收缩或者排空，于是患者就会出现缺乏尿意、排尿费力、膀胱残余尿增多以及张力性尿失禁等症状。所以中老年男性要注意了：如果你突然排尿困难，不是前列腺肥大就是患有糖尿病。

视力下降

糖尿病会影响到患者的双目，从而诱发白内障，视力也会因此减弱，对于恶化较快的患者，甚至会出现急性视网膜病变、急性视力下降甚至失明，如果患者年龄偏大，且病程很长的话，发病概率也会变大。

胆管感染

很多糖尿病患者都有胆囊炎，胆石症、胆囊坏死和穿孔都是胆囊炎的伴随症状。

糖尿病性脑梗死

糖尿病患者出现脑梗死的情况更多一些，大概10%~13%的人都是由于糖尿病才患有脑梗死，所以脑梗死患者更因勤化验血糖。

性功能障碍

糖尿病会导致神经病变和血管病变，于是男性的勃起功能就会减弱。假如男性出现阳痿症状时，要及时就医，因为这有可能就是糖尿病的征兆。

女性上体肥胖

当女性腰围与臀的比例大于0.7～0.85，她的糖耐量就会不同于常人，于是患有糖尿病的可能性也大。

据国外调查，部分人确诊糖尿病需要花7~10年的时间，不过出现这种情况的不多。

当你有上述症状之一时，要严肃对待，及时就医，化验尿糖和血糖，看是不是糖尿病。

糖尿病的隐性表现有哪些

覆盖在体表的皮肤就像是人体的一面镜子，它可以随时反映出人体内脏的变化，据我们所知，几乎所有的疾病在早期都会在体表露出蛛丝马迹，当然糖尿病也不例外，尤其是那些患有隐性糖尿病的人，在早期他们的肌肤黏膜就会发生种种变化，下面就介绍几种糖尿病的隐性表现：

脱发

很多人认为脱发是体内新陈代谢所引起的，其实事实并不是这样，当病人患有糖尿病后，营养跟不上的话，脱发就会很常见。

面容色泽发红

面色红润是隐性糖尿病的征兆，一般患有典型糖尿病的人面部倒不会有什么变化，反而是隐性糖尿病患者，面色都会过于红润。据调查，在千例患有隐性糖尿病的人中，有89.5%的患者会出现不同程度的红面容。专家认为，面色较为红润的人的血糖比面色不红的人低，所以他们的病情也就稍轻，但是这并不代表他们是健康的，去医院就诊才是最明智的选择。

皮肤瘙痒

在早期糖尿病患者中，大概有10%的人会出现这种症状，全身瘙痒或局部瘙痒因人而异，这种瘙痒很难根除，其中表现最为突出的是外阴部和肛门。

菱形舌炎

许多患有隐性糖尿病的人会无缘无故地舌痛，舌背上菱形的乳头不完整（也可说舌背上缺少了舌苔那层保护膜），当人体出现这种症状的时候，要高度重视，去医院详细检查。

手足部水疱疹

如果手、足、足趾和小腿外侧在没有任何征兆的情况下疼痛，并且还会起类似于水疱的东西，这很有可能是隐性糖尿病的造成的。

胫骨前生褐色斑

这种症状大多出现在轻度糖尿病患者身上，如果出现了这种症状，小腿前部就会出现椭圆形褐色斑，而且还会出现轻微的萎缩，其中大概有10%的人会引起糖尿病性神经病变。

手足背肉芽肿

隐性的糖尿病患者的手足背面就会有色泽微红的肉芽肿，它们跟指甲差不多大，质地生硬，并且是环形，一旦你出现了此种症状就应及时就医，进行治疗。

其他

隐性糖尿病患者还会出现前列腺肥大、视力减退、手脚麻木等症状。

总而言之，当身体出现了一些平时没有的症状的时候，就应该提高警惕，尽快去医院检查，找出病因、对症下药。我们平时也要细心地留意自己身体的变化，“早发现、早治疗”，只有这样才能拥有一个健康的身体。

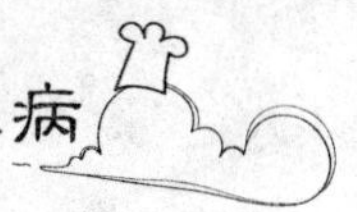

糖尿病的危害

心脑血管病和癌症分别是人类生命的头号和二号杀手，而糖尿病则是人类生命健康的第三号杀手，全世界的医学专家也把注意力集中到了糖尿病上。糖尿病会出现多种并发症，其原因是多方面的：比如说人体内脏、血管、神经、皮肤的变化所造成的。据调查研究发现，我国是糖尿病的“三最之国”，即出现时间最早、患病人群最多、病情最严重。糖尿病病程的长短直接影响了并发症的发生，如果病程较短，并发症也会相对较少，如果病程很长，并发症也会很多。那么糖尿病对人体具体都有哪些危害呢？专家研究表明糖尿病总共有四大危害，下面就一一介绍：

危害一：糖尿病对心脑血管的危害

心脑血管并发症对糖尿病患者的危害是最大的，许多人都会因此而丧命。心脑血管并发症的突出表现为：动脉硬化，其中包含主动脉、冠状动脉、脑动脉，其次是小血管内皮增生及毛细血管基膜增厚而引起的微血管糖尿病病变。血管收缩与扩张不协调，血小板黏聚，脂质在血管壁沉积，形成高血糖、高脂血症、高黏血症、高血压，从而糖尿病心脑血管病发病率和死亡率的指数也就上升了。

危害二：糖尿病对眼睛的危害

动脉硬化对人体健康的危害是极大的，但是糖尿病视网膜病变和糖尿病性白内障对人体的危害也不亚于动脉硬化，它们会在不同程度上影响人的视力，如果糖尿病较轻，视力会不同程度地下降；如果糖尿病较重，甚至有失明的可能。

危害三：糖尿病对周围血管的危害

下肢动脉粥样硬化是我们最常见的血管病变，糖尿病患者一般血糖都较高，周围的血管也会因此发生病变，从而使得局部组织对损伤因素的变化不再敏感，并且血流流通速度降低，所以当外部因素损害了局部组织或者局部地方被感染时，糖尿病患者更容易患有局部组织

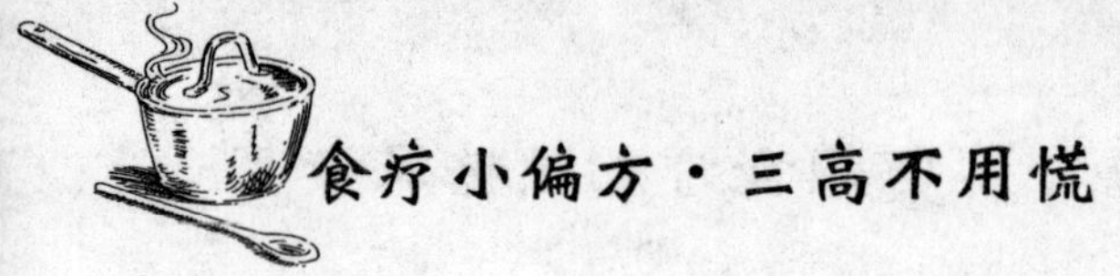

溃疡，其中足部的反应尤为明显，我们也把这一症状称为糖尿病足。它主要的特征是下肢经常剧烈疼痛，出现溃烂，更有甚者还会由于血液不循环造成肢端坏死。

危害四：糖尿病对神经系统的危害

我想大家最熟悉的糖尿病慢性并发症就是糖尿病神经病变，大部分糖尿病患者都是因为这种并发症而失去了生命或者成为植物人。糖尿病神经病变的主要表现是周围神经病变和自主神经病变。周围神经病变的主要症状是：轻者会有四肢末梢麻木、灼热感或冰冷刺痛的感觉，重者则会坐立不安、难以入睡。自主神经病则会出现排汗不畅、腹胀腹泻、心率不稳、阳痿等症状。

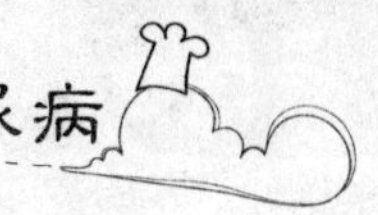

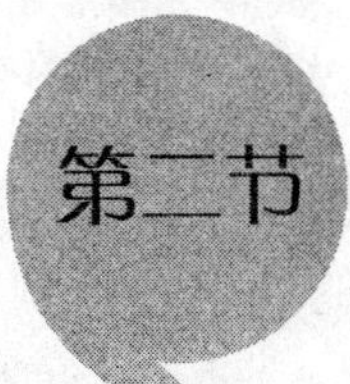

第二节 糖尿病和营养素的关系

糖尿病和营养素

蛋白质

众所周知，没有蛋白质，就没有生命的存在。它的主要功能就是改善人体组织，促进人体的生长发育。动物蛋白质中含有较多的优质蛋白质，它更利于人体吸收，并且它还含有丰富的氨基酸，这种氨基酸是人体自身无法产生却又必不可少的。但与此不同的是植物蛋白质很难吸收。由于年龄、性别、生理情况的差异，每个人对蛋白质的需求也就不一样了。

糖尿病患者的新陈代谢比一般人都要旺盛，对蛋白质的需求量也比一般人要大，所以在平时的饮食中，不仅要提高食物中蛋白质的含量，更要加大优质蛋白的摄入量。要想提高蛋白质的营养价值，就应该丰富食物种类。在平时的生活中，糖尿病患者就应该多吃一些肉、蛋、奶和豆类食品，因为这些食物中含有丰富的蛋白质。

脂肪

脂肪是人体不可缺少的营养物质，它有三类：饱和脂肪、不饱和脂肪、氢化脂肪。对糖尿病患者来说，在平时的膳食中应少吃含有饱和脂肪和胆固醇的食物。因为当饱和脂肪摄入越多时，血糖的密度就会变大。我们不能盲目地补充脂肪，尤其是糖尿病患者，最好让营养

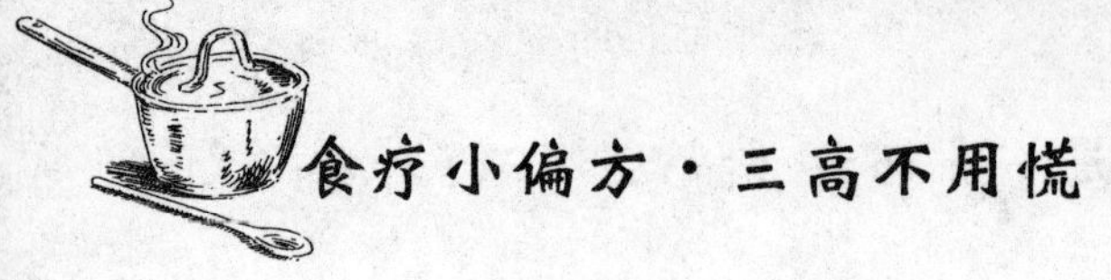

师选择合适的食物。

碳水化合物

碳水化合物是人体的主要组成部分，它包含单糖、双糖、可消化的多糖和不可消化的多糖。糖尿病患者对糖的反应是很强烈的，但是又不能完全离开糖，所以在平时的饮食中，要遵照医生的要求，做到科学合理的饮食，就能很好地控制血糖了。

膳食纤维

膳食纤维有水溶性和非水溶性之分。一般植物里都同时含有这两种纤维，在我们日常饮食中，要做到平衡摄入这两种纤维，因为不管是水溶性的还是非水溶性的，它都是一种多糖碳水化合物，因为此种碳水化合物人体不能吸收，也产生不了热量，所以它能很好地控制血糖。

维生素

维生素不仅是人类生命活动中必不可少的有机物质，还能维持人类的身体健康。在人体中，维生素的含量是微乎其微的，但是它在促进人体生长、代谢方面的作用却不容小觑。大部分的维生素，我们都不能直接获得，因为人体无法合成，所以我们只能从食物中获得。糖尿病患者如果缺乏维生素B_1，神经功能就会降低；如果缺乏维生素B_6，则胰岛素分泌就会减少，胰腺B细胞就会突变；如果缺乏维生素C的话，很容易诱发坏血病，从而糖耐量也呈下降趋势。

所以，我们要根据自身情况补充这些维生素，平时可以多吃蛋类、肉类（猪肉、鸡肉、鱼肉），水果和蔬菜。

矿物质

人体内的矿物质是少之又少的，甚至不到人体重的0.01%，铬和胰岛素相辅相成，它能提高葡萄糖在血液里的运转速度；锌是胰岛素中不可或缺的一部分，因为糖尿病患者的新陈代谢旺盛，锌能够快速被消耗，所以糖尿病患者要适当补充锌元素；镁能促进人体卵磷脂的合成，如果你体内的镁元素过少，则会使动脉粥样硬化，从而引发各种并发症；硒在人体中起到排毒的作用，它能预防癌症，抗衰老，同时能降低糖尿病神经突变的概率。

如何让营养素平衡摄取

对于糖尿病患者来说，在饮食方面达到营养平衡是很重要的。因为他们本身的总热量受到了控制，所以如果营养摄入不到位，身体的各要素就会缺少，从而使得人体的机能不能正常运行。我们所熟知的营养素有蛋白质、脂肪、碳水化合物、矿物质和水，他们都是人体内必不可少的，我们只有多途径，多方面的补充它们，才能让我们的身体机能不被削弱。糖尿病患者要尤为注意自己的饮食，切忌吃那些糖分过高、脂肪过高的食物，要多吃那些蛋白质丰富、纤维含量高的食物，这样才能兼顾各方面的营养，提高身体机能和免疫力。

如果患上糖尿病，就应该注意平日的饮食。遵循“三合适，一平衡”的原则，即粮食与肉、蛋、鱼、奶的比例要合适，动物蛋白和植物蛋白比例要合适，蔬菜和水果搭配要合适，摄入量与消耗量平衡。

被称为热量营养素的碳水化合物、脂肪、蛋白质都能给人体以足够的热量，只有这三种营养素摄入分配均匀时，才能发挥重要的作用，合适的比例为：碳水化合物55%~60%，脂肪20%~30%，蛋白质15%~20%。

每种营养素都有着不同的作用，它们相辅相成，缺一不可。我们主要是从肉类、蛋类、奶制品中获得蛋白质，从粮食中获得碳水化合物，从荤菜、烹调油中获得脂肪，从蔬菜、水果中获得维生素和矿物质。我们要求糖尿病患者均衡饮食的目的就在于让他们可以均衡地得到这五种元素，从而提高身体机能，提高人体的免疫力和抵抗力，当外界的细菌向人体入侵时，能够起到阻止作用，保护人体健康，保证人体机能正常工作。

如果我们将日常食物分类，可以分为6大类：第一类是谷类、薯类、含糖多的蔬菜类、除大豆以外的豆类等；第二类是水果；第三类

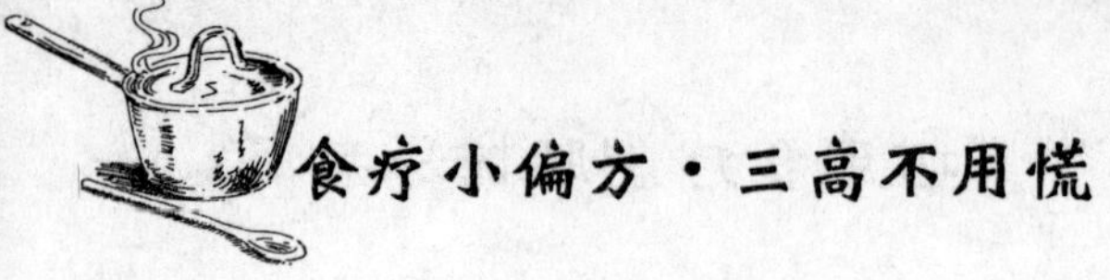

鱼、肉、蛋、虾等；第四类是牛奶等乳制品；第五类是肉类、蛋类、豆制品；第六类是蔬菜。这几类食物的主要成分分别为：碳水化合物、蛋白质、脂肪、维生素和矿物质。

综上可知，各营养素之间是密不可分的，根据生理状态、活动的不同，我们对营养素的需求也不同，所以我们要从各方面获得营养。然而，日常食物的种类繁多，所含的营养成分又各不相同，况且人的胃容量也是有限的，因此，必须做到食物的恰当搭配才可获得全面营养。不仅如此，我们还应该做到酸碱平衡，只有两者兼顾才能保证拥有一个健康的身体。

食物如何搭配才有营养

我们都知道，一旦发现患有糖尿病就应该及时治疗，而治疗中最主要的还是食疗。食疗看似简单，但还是需要极大的耐心和细心才能搭配好饮食，那么，我们要怎么做才能让饮食搭配更加完美呢？

饮食搭配的要点

1.糖尿病患者每天的副食要经常变换，不要千篇一律，因为食物品种越多，你得到的营养也就越多，但这并不意味着你可以毫无节制地吃，要以热量为基准来权衡副食品的食用量。

2.糖尿病人在饮食方面要做到定时定量，平时要多吃粗杂粮，少吃或不吃精粉细面。

3.在必要时，要及时补充身体内缺乏的微量元素，铬有利于人体的新陈代谢，像牛肉、蘑菇中都含有丰富的铬元素，糖尿病患者应多食。

4.有的糖尿病患者比较肥胖，所以应控制摄入的热量和脂肪，除了烹调的时候用植物油，最好不要再摄入其他脂肪丰富的食物。

5.糖尿病患者可以在保证主食的摄入量正常后，多吃一些水果、蔬菜，也可以适当地吃一些含有脂肪、蛋白质的食物。这一要点在饮

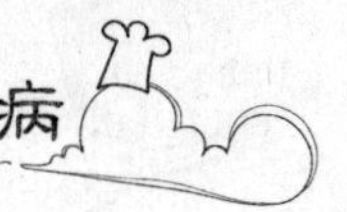

食搭配中起着至关重要的作用，患者要切记。

合理的搭配饮食规划

1.控制总能量摄入：过于肥胖对心脑血管的影响是极大的，因此无论是肥胖人群，还是高脂血症、高血压、高尿酸、高血糖患者，都要严格要求自己，不能滥吃滥喝，要维持正常的体重。

2.每天喝2 000毫升的水：要保证每天摄入的水都很充足，除此之外，还可以喝绿茶、普洱茶，各种蔬菜、水果汁，以此来维持身体健康。

3.少食多餐，适当加餐：每餐不宜吃得过饱，除此之外，可以适当地喝点含蜂蜜的益生菌酸奶，吃微量坚果和黑巧克力，提高免疫力。

4.碳水化合物的摄入适量：为了防止胰腺超负荷工作，糖尿病患者要少吃碳水化合物丰富的食物，正常人每天的摄入量不能超过400克，对于过于肥胖的人则不能超过300克，日常饮食中，可多吃薯类，少吃那些反式脂肪酸丰富的甜品，少喝甜饮料，保证身体健康。

5.低脂肪低胆固醇：脂肪酸能影响人体的健康，我们要防止不良的脂肪酸进入人体内。糖尿病患者的食物应都为低脂食物，每天大概摄入50克的脂肪，同时烹饪方法要恰当，做到荤素搭配。

6.蛋白质择优限量：所谓的择优是指不能盲目摄入蛋白质，而是尽量吃那些蛋白质丰富的食物，比如说深海或淡水鱼虾、肉类、乳制品、蛋类、果仁等。所谓限量就是蛋白质的摄入不能过多也不宜太少，每天保证摄入的蛋白质在80克左右就可以了。

糖尿病患者的饮食计划

糖尿病俗称"富贵病"，盲目饮食是引发糖尿病的主要原因。我国传统的医学理论对此病有独特的见解，唐代医学家孙思邈就建议在饮食中要做到"减滋味"，所谓的"减滋味"就是要制订合理的饮食原则。现代医学家提出了八字饮食原则："控制总量，均衡营养"，糖尿病患者在日常饮食中需要保证食物定量，种类丰富、营养平衡。只有这样才能缓解病情。

糖尿病饮食计划一步法

饮食计划一步法就是确定每天的营养摄入量，然后再细分到每餐需要多少，下面就开始介绍如何制订饮食计划。

计算碳水化合物法

那些含有丰富碳水化合物的食物会提高人体内的血糖，比如说面包、面食、谷类、牛奶和水果。所以对糖尿病患者来说，控制碳水化合物的摄入量变得尤为重要，我们需要明确每天需要的碳水化合物的量，然后再去选择适当的食物。如果你正在吃关于医治糖尿病的药物，这种方法的用处就更大了。

计算热量法

计算热量法就是先确定每天需要摄入的热量，然后再平均到每顿饭中，如果你正在为减肥发愁，那就不妨来试试吧！举例来说，如果你要求自己每天摄入的热量不能超过6 276千焦，那么你每顿饭的热量大概就是2 092千焦，在确定了热量范围后，再去选择自己想吃的食物，一举多得。

当然这种饮食计划也不是普遍适用的，只能因人而异。

食物交换系统法

在每天的饮食中，食物的数量是一定的，并且其中含有的碳水化合物、蛋白质、脂肪也相差不大，所以我们应该做的就是在控制总量的前提下，选择一些可以相互替代的食物，丰富你的饮食，让营养能够均衡地被人体吸收。

每个人都要从自身的条件出发，选择一个适合自己的饮食计划，并且坚持下去。除此之外，你可以咨询医院的注册营养师，让他根据你的体质，为你制订一个合理有效的饮食计划，他可以正确地指导你去选择食物，明确你所需要摄入的热量、碳水化合物，与此同时，你可以告诉他你的目标和要求，让他对饮食计划做出适时地调整和修改，从而保证你的饮食计划是最适合你的，可以帮助缓解糖尿病病情。

如何科学地吃主食

众所周知，糖尿病患者只有配合医生治疗和确保饮食合理才能让治疗效果更加明显。可是往往很多患者却不知道如何做到合理饮食，因此错过了最佳治疗时间。

只吃粗粮不吃细粮可以吗？

我们万万不能只吃粗粮不吃细粮，因为粗粮里面含有丰富的膳食纤维和维生素、无机盐等营养素，这些营养素能够降低血糖血脂。但是它并不是万能的，因为粗粮里面的嘌呤含量很高，如果摄入过多或时间过长就会导致胃肠道消化不畅，并且会使人体内的嘌呤无法进行正常代谢，从而会出现高尿酸血症或痛风的症状，更有甚者还会无法吸收微量元素。综上可知，我们既不能只吃粗粮也不能只吃细粮，只有让两者平衡，才能拥有一个更加健康的身体。

可不可以不吃主食？

在平时的饮食中，我们不能不吃主食，因为对糖尿病患者来说，他们主要的能量都来自于主食，不吃或少吃主食对糖尿病者的危害是很大的，由于碳水化合物摄入不够，脂肪和蛋白质又摄入过多，从而使得体内的新陈代谢异常，这样不仅不能控制血糖，反而会让血糖不稳，除此之外，血压、血脂还会升高，肝、脏的负荷也加重，一系列的并发症也就产生了，比如说冠心病、坏疽、肾衰、双目失明等。

主食的摄入量要足够

据研究调查表明，我们在保证饮食中摄入的总量一定时，可以适时提高碳水化合物的摄入量。因为碳水化合物除了能优化糖耐量，对降低胆固醇、三酰甘油也起到了重要的作用。如果糖尿病患者长期处在碳水化合物缺乏的状态下，身体机能就只能靠消耗脂肪和蛋白质来继续运行，这样很容易使脂肪燃烧得不彻底，从而出现酮尿并发症。许多人看见自己的血糖升高了，就想通过不吃主食来降低血糖，其实这样不仅不能降低血糖，反而会加剧自身的病情。糖尿病患者必须清醒地认识到碳水化合物的作用，摄入量过少对身体健康有害无益。再者，患者的主食量要根据自身的需要确定，既不能吃得太多，也不能太少，我们还应遵循“主食为主，副食为辅”的原则，只有这样才能保证有一个健康的身体。

主食吃多少最合适?

摄入量的多少要根据自身需要而定，一般人都是每天200~300克，也有一些人每天需要150~400克。如果糖尿病患者在进餐的时候，吃了一些碳水化合物丰富的食物，比如土豆、藕、南瓜、水果等，就应该少吃主食，以此平衡总量。如果你在吃饺子、包子、馄饨、馅饼这些主食时，就应该加大碳水化合物的摄入量。

食用肉类要注意的事项

针对有高血压、血脂不正常的糖尿病患者来说，首选的肉类应该是鱼类，其次才是禽类、畜类。

根据医学常识，一般的糖尿病患者每天胆固醇的摄入量不宜超过300毫克，所以糖尿病患者切忌吃那些胆固醇含量很高的食物，比如说心、肝、肾、脑等。如果患者经常吃那些胆固醇很高的食物，会造成动脉硬化，诱发心脏病。一般瘦肉和鱼虾是糖尿病患者的最优选择，因为这类食物的特点是“高蛋白、低脂肪”，对糖尿病患者有一定的帮助，除此之外，糖尿病患者也可根据自身的需要，选择一些胆固醇含量低，脂肪含量少的食物。

食用肉类时要注意什么

肉类的最好搭档就是膳食纤维丰富的蔬菜，如果你先食用半份蔬菜，再食肉就能够防止血糖升高。当然，除了蔬菜，豆制品和海藻制品也是不错的选择。

1.吃肉时不能狼吞虎咽，要保证肉被充分咀嚼。

2.吃肉时要多样化，不能仅仅吃一种肉，可以在畜肉、禽肉、鱼肉中不停地变换。

3.吃肉时尽量少吃或不吃肉皮和肥肉，因为肉皮和肥肉里的脂肪是最高的，过多食用会导致胆固醇升高。

怎么合理地食用甜食

相信很多病人都会以为，得了糖尿病，就必须要禁止吃甜食。实际上不是这样的。这种病不是因为糖吃得多而引起的，本质上是因为缺乏胰岛素或是胰岛素抵抗弱而导致的慢性高血糖。因此并不是说得了糖尿病就完全不吃糖，而是应该有一定的限制。

明智的患者能够在感受甜食带来的快乐的同时而掌控病情的发展。

第一，要清楚甜食和糖的关系。葡萄糖水、红糖水以及各种冷饮、月饼等食物中都有很大的糖分，这些是“甜食”。这些东西吃后，糖分进入体内使得血糖会突然升高，并且这种状态不会在短时间内消失。但是我们生活中吃的一些主食像米饭、面条、馒头这些属于淀粉类食物，并且含糖量大，这些东西人体吸收后会转换成所需的葡萄糖。糖尿病患者往往会“闻糖色变”原因就是这些主食所含的糖分与同等量的甜食相比真是小巫见大巫。正如100克米饭所含的糖分和100克糖水或100克冰激凌的糖分是大不相同。所以引起的胰岛素分泌也是相差很大。

糖尿病患者不宜吃过量的甜食，这样危害很大，甚至会危及生命。但并不是说糖尿病患者必须禁止吃甜食，如果血糖稳定，少吃一些甜食是不影响的。需要注意的是吃之前要清楚食物糖分的含量，每一种甜食的含糖量是不一样的，如果吃的甜食已经达到患者所能承受的剂量，那么吃主食的时候就必须注意不要吃含有糖分的东西。所以吃之前一定要明白应该吃什么，什么时候吃，吃多少。比如说，吃一个大苹果就相当于吃50克大米，它们之间所含糖分是一样的。所以，每次要适当地吃才可以。如在上午十点和下三、四点的时候可以吃1~2片西瓜或者半个苹果。少吃些主食，之后可以吃一点甜食，这样的话餐后血糖就不会很高而且在吃主食前也不会产生低血糖的现象。这种方法最适合对口服降糖药或胰岛素治疗后效果不佳，餐后血糖仍高的患者。

想知道糖尿病患者能吃多少甜食，就需要具体的进行监测其体内的血糖。假如您吃了甜食后血糖上升得很快，就证明您应该少吃点甜食或者是您身体不适合吸收这些食物。

糖尿病人如果真的很想吃甜食，可以适量食用甜味剂。比如：甜叶菊糖、双歧糖、阿斯巴甜、木糖醇等，吃这些糖对于血糖的高低是毫无影响的。有一点需要注意：虽然说添加了甜味剂的食品可以让您的血糖保持平衡，但是这些既便没有蔗糖，也不能多吃；比如“无糖月饼”，它的主要成分是淀粉和脂类，含有很高热量，所以即使它不含蔗糖成分但是吃多了还是会引起血糖的升高的。

在外吃饭要注意什么

如果您坚持选择食物疗法，平时在外吃饭是不可避免的，那么在外吃饭时应该注意些什么呢？一般外边的饭都含有较多的糖类和脂肪类的高热量的成分。如果是加过白糖、精盐、植物油这些东西，吃起来会感觉味道很重，而且在外边能吃到的蔬菜会很少，所以尽量不要在外面吃饭。

少喝酒

喝酒对糖尿病患者危害很大，酒会干扰体内糖类、脂类、蛋白质代谢，从而促进糖尿病急、慢性并发症的发展；阻滞降糖药分解与排泄，容易引发低血糖，损害胰腺；因此患有糖尿病的人最好不要喝酒。

饮食要定时定量

在外边吃饭不会像在家里一样规律，一般都是有时间了才去吃，忙的时候可能就会推迟到很晚。而且吃多少也不一样，这时您如果按时吃了药又没有按时去吃饭，同样也会加重糖尿病病情。

第三节 高血糖患者，请这样吃

高血糖患者要清楚的“控制目标”

对于高血糖患者来说，血糖平稳是很重要的事情。通过血糖的高低程度可以直接知道病情的轻重。但并不是血糖越低就越好，每个患者的体质是不同的，年龄、性别、基础血糖水平以及自我的调节能力和身体敏感性都是有差异的。那么血糖到底达到怎样的程度是最好的呢？我们以II型糖尿病的血糖控制目标来说，世界卫生组织和我国相关的专家提出了相关的标准：

★糖化血红蛋白（%）：小于6.5属于良好，大于6.5小于7.5一般，大于7.5则不好。

★空腹情况下血糖指数（毫摩尔/升）4.4~6.1是良好的，超过6.1而小于7.0则是一般，大于7.0就是不好。

★随机血糖（毫摩尔/升）：4.4至8.0之间的属于良好，超过8.0小于10.0则是一般，而大于10.0就是不好。

血糖值的计量单位有新旧两种：毫摩尔/升（mmol/L），旧的单位是毫克/分升（mg/dL）。

新旧制单位换算公式：1毫摩尔/升（mmol/L）的18倍等于1毫克/分升（mg/dL）当然1毫克/分升（mg/dL）的18分之一等于1毫摩尔/升（mmol/L）。

正常人的空腹血糖值：新制单位为：3.9至6.1毫摩尔/升（mmol/L），而旧制单位为：70至110毫克/分升（mg/dL）。

饭后半小时到1个小时之间，如果用新制单位来计算血糖则是10毫摩尔/升（mmol/L）转化成旧制单位就是180毫克/分升（mg/dL）。

饭后两小时后，血糖值会变成7.8~8.9毫摩尔/升（mmol/L），而旧制单位会变成140~160毫克/分升（mg/dL）。

糖耐量受损时的血糖值：空腹情况下，用新制来计量则是6.1~7.0毫摩尔/升（mmol/L），而用旧制来计量是110~126毫克/分升（mg/dL）。

糖尿病诊断标准值：没吃食物的情况下新制小于7.0毫摩尔/升（mmol/L）旧制是新制的18倍则是126毫克/分升（mg/dL），吃饭两小时后，新制计量血糖是小于11.1毫摩尔/升（mmol/L）而旧制的则是小于200毫克/分升（mg/dL）。

低血糖标准值：新制不超过2.8毫摩尔/升（mmol/L）旧制不超过50毫克/分升（mg/dL）。

饮食控制，是治疗的根本

患有糖尿病的人，都会有同样的感觉：如果吃得过多血糖就一定会升高，血糖的高低则反映了病情，出现这种现象的原因是什么呢？这就要谈到糖尿病的起因。糖尿病的起因在医学上也不是特别地明确，但是从大量的病例中得知这种病与遗传、环境、免疫力是息息相关的。经研究：I型糖尿病的产生是因为免疫力系统紊乱。而遗传因素是导致II型糖尿病产生的重要因素。所以糖尿病患者的子女容易得这种病，另一个重要因素就是环境的影响。

环境方面的因素包括：不良的生活方式、过量摄入脂肪、长时间坐着不运动以及种种工作或生活带来的压力等等。我们不能改变遗传基因，但是可以改善后天的环境影响。尽量不要过量食用高脂肪、高热量的食物，这样不会导致肥胖的同时会降低糖尿病的发病概率。

一般情况下，食物经过人体反应会转化成血液中的血糖。而血糖在胰腺中β细胞分泌出来的胰腺素作用下，进入细胞转化成人体不可缺少的能量。而如果高脂肪、高热量的食物吃得过多，为了保持血液平稳，β细胞分泌出来的胰岛素就必须比往常要多。短期内这些食物被消化后多余的能量能够储存起来，但是如果长时间的进食，人体就会因胰岛素缺失而导致血糖升高。长久下来，这样的恶性循环最终会导致糖尿病的产生。

所以，如果我们能够合理健康的饮食，就会很好地预防糖尿病的产生，一旦因不注意饮食而患上此病，那么最根本的治疗方法就是严格控制饮食。

糖尿病患者的饮食原则

糖尿病患者的饮食治疗法其实是很容易的，从营养学方面来看，只要知道怎样科学搭配和食物生成营养原理就可以了。比如在做饭的时候，粗粮可以不用细作、蔬菜不用长时间烹煮、豆类最好不要磨碎吃等习惯，这样在做饭的时候不仅可以省下很多工夫，还可以使身体的血糖不会升高。说到底，这些都和糖尿病饮食领域新近引入的一个观点息息相关，那就是：“食物血糖生成指数”。

糖尿病患者适合吃的蔬菜

蔬菜类的食物包含了很多食物纤维，食用后可以很好地控制糖尿病的产生。最好的蔬菜是含有很少的碳水化合物和热量的品种。通常情况下，含碳水化合物很少的蔬菜可以多吃。如大白菜、小白菜、油菜、鸡毛菜、菠菜、芹菜、韭菜、雪里蕻、莴笋、西葫芦、冬瓜、黄瓜、西红柿等，食用这些蔬菜500~700克相当于食用25克的主食。含碳水化合物中等量的蔬菜有卷心菜、蕹菜、苋菜、丝瓜、茭白、冬笋、白萝卜、胡萝卜、大葱、洋葱、豆角、四季豆等，这类蔬菜的食用量应该适当地限制。马铃薯、芋头、藕、大蒜、豌豆、蚕豆等蔬菜，含碳水合物量很大，所以应该在吃的时候仔细地计算其营养成分，如果吃得较多就要适当从食谱中减少。

糖尿病患者该如何计算饮食量呢？每一位患者的身体素质和基本情况都不相同。年长的患者，因其消化功能较弱，因此消耗的能量比年轻患者少，但是如果经常锻炼的患者就会消耗得多些。针对这种情况，要根据实际情况来判断，如果消耗得多就需要多吃食物来补充身体所需的能量，相反，如果消耗得少，为了防止血压的上升就需要少吃点。身体比较瘦弱的人本来就需要能量，如果长时间的劳作再加上吃得少，势必会导致营养不足。而年纪大的人，体内消化功能跟不上，如果这时吃得较多就会引起消化不良使得血糖上升。严重情况下会使病情更加严重。

正常情况下糖尿病患者每日应消耗的各类食物量

1.身高超过1.75米，体型中等或者偏瘦的男性。每天适宜消耗的食物为：谷类300克、豆类50克、蔬菜类450克、水果100克、肉类100克、蛋类50克、奶类100克、鱼类50克、油脂类25克。

2.身高在1.75米以下，体型正常或者高于1.75米的偏胖的男性，每天正常消耗的食物量为：谷类250克、豆类50克、蔬菜类400克、水果80克、肉类75克、蛋类40克、奶类100克、鱼类50克、油脂类25克。

3.身高不足1.75米，偏胖的男性或者体型中等的女性。每天正常消耗的食物量为：谷类230克、豆类50克、蔬菜类350克、水果60克、肉类50克、蛋类38克、奶类100克、鱼类50克、油脂类25克。

4.体型偏胖的女性，每天正常消耗的食物量为谷类190克、豆类50克、蔬菜类300克、水果50克、肉类50克、蛋类25克、奶类100克、鱼类50克、油脂类25克。

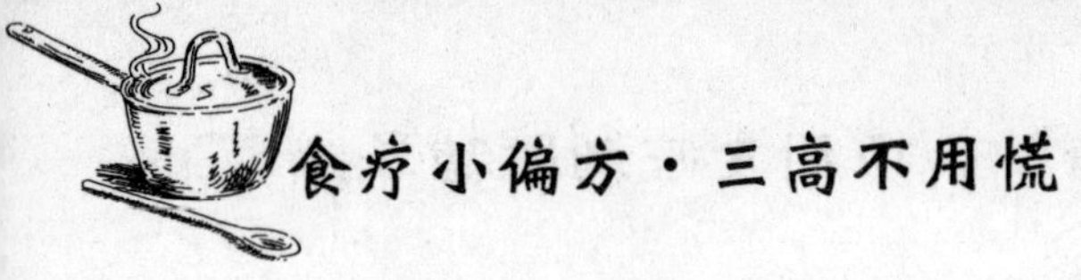

糖尿病患者的六大饮食误区

由于血糖值和尿糖值随时都有可能发生变化，因而每天中的每一餐于糖尿病患者而言都至关紧要。在饮食问题上，尽管大多数糖尿病患者非常讲究、严格控制，不过在认识上以及实践中还是存在一些误区，影响了治疗的效果，不但不能让血糖降下来，反而可能加重病情。通常以下六种误区比较多见：

没有控制总热量 只是对主食进行了控制

不少糖尿病患者把饮食控制的重点放在了主食上，只吃一碗米饭，绝不会吃第二碗，但对于肉食、零食等副食就比较放得开。他们的观点是血糖升高的原因主要是因为食用主食过量，但是多吃点副食应该没什么影响。在过去的医学界，也存在着这样的认识。然而随着医学水平的提高，科研表明，糖是影响胰岛素分泌的关键因素，所以，为了有效地调节血糖浓度，在控制总热量的前提下均衡饮食才是最佳的糖尿病食疗原则。

放弃荤菜

糖尿病患者另一种饮食误区是不吃荤菜，他们觉得自己之所以血糖高，饮食中的荤菜肯定是罪魁祸首。实则不然。为了治疗，糖尿病患者不能随心所欲地想吃就吃，这种生活方式很容易导致营养不良；假如只吃素食，无异于雪上加霜，损害自身的抵抗力。最好每日吃鸡蛋一枚、牛奶250克，50克鱼或是精肉，按照这个量来吃，身体可以吸收到适量的脂肪，不但保证了身体需要，还可以理性控制血糖值。

早饭、午饭一起吃

不少糖尿病患者直接省略了早餐，只吃午餐，并且吃得很多，等于是把早饭和午饭放一起吃了。他们以为自己没少吃，殊不知这种饮食方式给身体带来非常坏的影响。血糖的峰值在早晨达到最高点，如果不吃早餐，吃药的话会导致血糖低，不服药的话血糖会升高，同时，午餐吃得过多，导致饭后血糖值急剧升高，从全天来看，血糖值的变化太大，严重损害身体健康。

纵意享受无糖食品

糖尿病患者常常受到广告的迷惑，以为吃了无糖食品不会影响到血糖值，还解了馋，这也是个误区。无糖食品中的碳水化合物含量很高，碳水化合物会在人体中转化为糖。因此，糖尿病患者如果想享受无糖食品，务必考虑到所有摄入食品的总热量，适量地吃，避免血糖升高。

血糖的高低和吃的多少有关

饮食问题让糖尿病患者甚是矛盾，想多吃一点，可是怕影响到病情，只好减少饮食量。实际上，他们认为吃得少血糖就会降低的观点并不科学。医学研究的结论是，人的身体具备自我保护机制，如果长期不供应充足的糖给它，那么身体会促使升糖激素的分泌，加快肝糖原分解的速度。所以，血糖还是会居高不下的。保持适当血糖值的办法是饮食定时、定量。

戒掉糖，少吃盐

由于很多疾病特别是心脑血管疾病的产生都和吃盐过量有关，因此糖尿病患者对盐的摄入要适量。不要陷入只戒糖却多吃盐的误区。为避免高血压并发症，糖尿病患者每天吃的盐不能超过5克。

控制总热量，也可以使食品多样化

糖尿病患者在采取食疗方法治疗的时候，大多采用营养学上所说的食物交换份法。这种方法依照糖尿病治疗的标准，把食物分为九大类，食疗食谱中的这九类食物可以任意交换，即每一种食物的重量是不一样的，但是它们的热量都控制在377千焦，只要总热量没有超过标准，那么相同类别的食物可以换着吃，但不同类别的食物就不能相

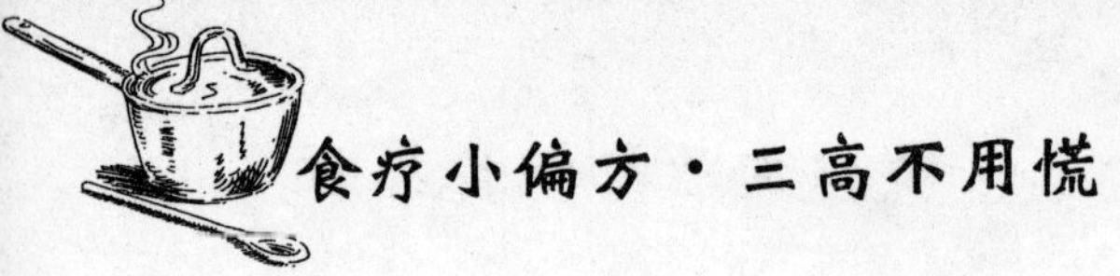

互替代。有一些水果、蔬菜可以代替谷类薯类的主食。举例来说，25克的米面与500克的绿叶蔬菜，或125毫升的牛奶，或200克的水果，或50克精肉，或10克油，它们重量有区别，但是的所含的热量相同，都可以看作是一个食物交换份。

通过食物交换份的方法来做出不同的菜肴，糖尿病患者不仅保证了一天之内没有摄取过量的热能，而且还享受到丰富多样的饮食，营养的摄入也更加全面充分。

对于糖尿病患者而言，每天要适当地吃一些谷类、薯类、豆类、蔬菜类、水果类、鸡、鸭、鱼、肉、蛋、奶等，以保证饮食的丰富。主食的选择原则要遵循以定量为根本，以品种多样的粗粮、杂粮为主，少吃经过精加工的米、面。粗粮、杂粮可以混在一起吃，比如在全麦粉中放入小米面，或黑米面与豆面，做出的两合面或三合面食物既营养又好看。

食用副食品的时候，最好不要过于单一，选择的种类尽可能多一些，只有吃不同种类的副食，才能获得更全面的营养。食用肉类或蛋类，以能获取到三分之一的蛋白质为摄入量标准，时常吃一些豆类制品，满足身体对氨基酸的需要量。为了预防糖尿病患者微血管病变以及神经系统并发症，还需多吃一些维生素B_1含量丰富的食物，比如金针菇、紫菜等；维生素C含量较多的食物有西红柿、柿子椒、油菜以及大白菜等，尽量多食这些菜；粗纤维含量丰富的食物能提高血糖代谢功能，比如木耳、香菇、海带以及芹菜等。

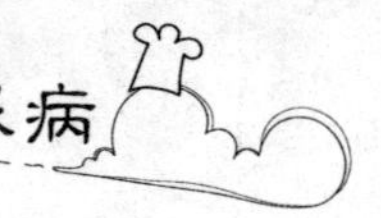

各类食物等热量交换份一览表（376.56千焦）

食物类别	每份重量
谷薯类	大米、面粉、小米、玉米面、绿豆、赤豆均为25克
	土豆、山药125克
蔬菜类	黄瓜、冬瓜、苦瓜、西红柿、白菜、菠菜、韭菜、芹菜、莴笋均为500克
	南瓜350克
	丝瓜300克
	扁豆、鲜豇豆250克
	鲜豌豆100克
水果类	西瓜750克
	菠萝500克
	鸭梨、蜜橘250克
	苹果、葡萄、李子200克
肉蛋类	兔肉、鸡肉100克
	瘦牛肉、瘦猪肉、瘦羊肉、鸭肉、鹅肉、鸡蛋、鸭蛋均为50克
	鱼虾80克
	香肠、肉松20克
乳豆类	鲜牛奶160克
	无糖酸奶130克
	脱脂奶25克、奶粉20克
	豆腐丝50克、大豆25克、豆浆400克、腐竹20克

总热量的摄入，还要根据个体差异而定

由于每一个糖尿病患者的身体状况都是不一样的，所以他们每个人一天当中所需要的总热量也不相同。通常来说，身高、体重、性别、年龄以及职业类别都是影响人体每天要摄取的热量总和的因素。

怎样才能在确保基本代谢所需的基础上，又能使得每天吸收的热量总和与每天耗用的热量维持平衡呢？答案就是要确保体重在正常值范围之内。

判定体重是否正常，通常采用体重指数鉴别法，BMI就是人体体重指数。把与自己相关的数值填入下面的公式，可以十分轻松地测试出每个人的体重指数。

一般通过五大步，就能计算出糖尿病患者应该获取多少能量：

第一步：测出自己的健康体重（单位为千克）应是多少

测算公式：

年龄未超过40岁的人 = 身高（厘米）−105；

年龄超过40岁的人 = 身高（厘米）−100

第二步：判断自己的体重是否超出健康体重的范围

正常体重：实际体重以理想体重为参照，上下浮动10%；

肥胖：实际体重大于健康体重超过10%；

消瘦：实际体重小于健康体重超过10%；

小贴士——计算体重指数的方法

体重指数=体重（千克）/身高（米）的平方

理想体重：体重指数在18.5～25之间；

营养不良：体重指数小于18.5；

超重（肥胖）：体重指数大于25。

大于28肥胖。

第三步：测试活动强度

小贴士——体力劳动分级标准

Ⅰ级体力劳动

8小时工作日平均耗能值为3 558.8千焦/人，劳动时间率为61%，即净劳动时间为293分钟，相当于轻劳动。

Ⅱ级体力劳动

8小时工作日平均耗能值为5 560.1千焦/人，劳动时间率为67%，即净劳动时间为320分钟，相当于中等强度劳动。

Ⅲ级体力劳动

8小时工作日平均耗能值为7 310.2千焦/人，劳动时间率为73%，即净劳动时间为350分钟，相当于重强度劳动。

Ⅳ级体力劳动

8小时工作日平均耗能值为1 1304.4千焦/人，劳动时间率为77%，即净劳动时间为370分钟，相当于“很重”强度劳动。

第四步：根据体重和活动强度查出每千克理想体重需要的热量

Tips——成人糖尿病每日热能供给量（千焦/千克）

体重	卧床	轻体力劳动	中体力劳动	重体力劳动
消瘦	20~25	35	40	40~45
正常	15~20	30	35	40
肥胖	15	20~25	30	35

第五步：计算总热量=每千克体重及活动强度需要的热量×理想体重

小贴士——如何减少脂肪摄入量

1.禁食动物油。

2.烹调时动物油尽量不要多用。

3.吃瘦肉。

4.吃鸡、鸭肉等时，把外皮和脂肪层剥除。

5.烹调时尽量选用煮、炖、蒸、拌、卤等方法，以减少用油量。

主食类最好少吃

糖尿病患者应该更加注重饮食，控制好自己的嘴。那么什么样的主食更加适合于糖尿病患者呢？传统的做法是选择碳水化合物含量低、所含能量少、脂肪含量高的食物，也就是凭借调整碳水化合物的摄入量，食用更多含脂肪丰富的食物，来作为治疗的辅助手段。这就导致不少患者产生错误的认识，以为自己得了糖尿病，就只能“少吃饭，多吃菜”“只吃青菜，不吃主食”或“饭吃得很少，尽量多吃菜”，然而实际上并非如此。最适合糖尿病患者的饮食方法依然是要把碳水化合物含量多的食物作为主食，不能“主次颠倒”，因为在实践中，减少脂肪的摄取量，多摄入碳水化合物，对控制糖尿病患者的

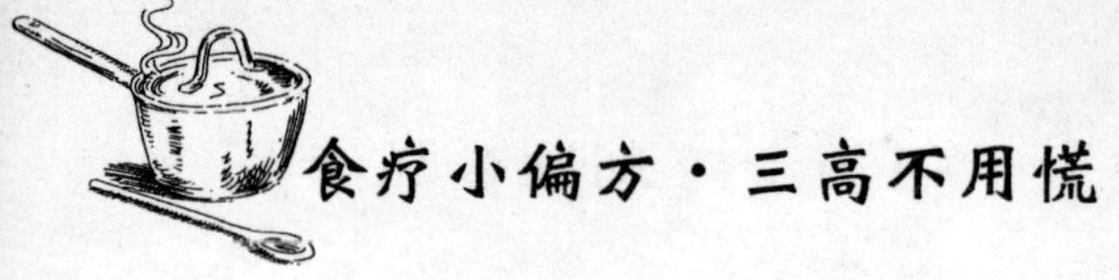

血糖含量更加有帮助。

很多临床实践显示，如果糖尿病患者吃的主食太少，那么对病情会产生不利的影响。有些病人如果不吃早餐到医院做检查，医生就会发现他们的血糖值增加了，这种现象是很多见的。从医学角度来讲，当人饿的时候，血糖比较低，于是身体里会分泌更多的升糖激素，从而导致了反应性血糖升高。血糖是人体时时刻刻都需要的，人体上的部分器官，如大脑，就一定要通过葡萄糖来获取能量。食物，尤其是碳水化合物含量高的食物，被人体摄取后，进一步被消化合成为葡萄糖，然后被人体吸收利用，通过血液输送到每一个器官，它是人类所有生理活动所需能量的源泉。假如摄取的碳水化合物含量不足，能量补给不充分，人体就会分解蛋白质和脂肪以获取能量，脂肪分解后，会释放出酮体，酮症酸中毒现象极为普遍；而长时间分解体内的蛋白质，人的抵抗力会下降，会出现消瘦、乏力等反应，人体被病菌感染的概率升高。所以，糖尿病患者一定要依照自身的身体素质以及活动量等因素综合考量，科学合理地摄取主食，掌握好摄入量，未必是吃得少就更有利。

哪些主食更加适合糖尿病患者食用呢？一般被人们叫作“主食”的食物，以营养学的观点来看，指的就是富含碳水化合物的食物，如米饭、米粉、馒头、烧饼、面条、面包、地瓜、马铃薯、小米、高粱。这些五谷根茎类的食物，主要由碳水化合物组成，其中的碳水化合物可以转化成糖类。某些根茎类蔬菜，如马铃薯、红薯、山药、莲藕、南瓜、芋头等，淀粉含量非常丰富，集蔬菜和谷类的优点于一身，不但能供应充足的碳水化合物、膳食纤维，而且矿物质和维生素的含量也很高。大米、小麦、高粱、玉米等五谷杂粮碳水化合物含量极高，为人体提供了最基本的热量，除此之外，这些食物还含有维生素、矿物质、膳食纤维及蛋白质等，不但营养丰富，而且食用方便快捷，容易吸收。

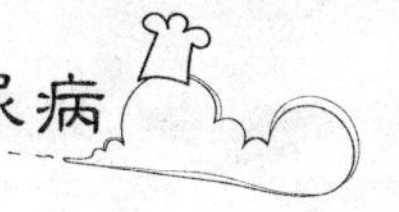

蔬菜类以绿叶菜为佳

在高血糖和糖尿病患者的食谱中，富含膳食纤维的食物是必不可少的。膳食纤维中的营养成分不多，但是它能够减慢糖分的吸收速度，有利于稳定血糖，作用不容小觑，因此高血糖和糖尿病患者想要保持血糖值不超标，就离不开膳食纤维类食物。

在食物的细胞壁中，膳食纤维的含量较多，这种食物营养素很难被人体消化，通常分为水溶性纤维和非水溶性纤维两种，例如纤维素、半纤维素、果胶、木质素等都属于膳食纤维。

膳食纤维有利于维持血糖的稳定，它能够使肠液的黏度加大，从而影响糖的吸收率；淀粉酶分解淀粉的时候，如果受到膳食纤维的影响，就会延长分解的时间，导致葡萄糖的释放速度变得非常缓慢；膳食纤维还能够让人体对胰岛素的需要量减少，因此降低了糖尿病患者的血糖值，使血糖浓度得到控制。

通常来讲，像玉米、小麦皮、大麦、捣鼓、糙米、燕麦以及麦粉等杂粮中的膳食纤维含量比较高；还有一些根菜类以及藻类食物，比如四季豆、胡萝卜、豌豆、红豆、薯类等，其中也富含膳食纤维素。为了能够控制血糖和胆固醇不超出正常范围，保持患者病情的稳定，高血糖和糖尿病病人应该在饮食中适量地吃一些含膳食纤维比较多的食品，对身体健康是很有好处的。

肉类，最好以白肉为主

人体获取蛋白质的主要途径之一是食用肉类，但这并不代表人们可以毫无节制地食用肉类，对于糖尿病晚期患者来说，大量食用肉类不仅起不到补充营养的作用，反而会使糖尿病的病情加重，严重者甚至会引发肾功能疾病和心血管疾病。对于糖尿病晚期患者来说，日常生活中不仅要控制淀粉类和糖类食物的摄取量，更要注意蛋白质和盐

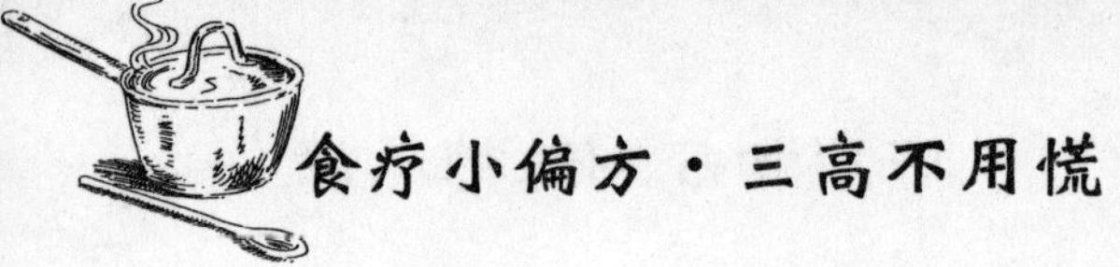

分的摄取量，其中特别需要患者控制摄入肉类食品。及时、充分了解糖尿病患者的日常饮食，严格控制各种物质的摄入量，这十分有助于治愈糖尿病。

1.人体摄入的蛋白质的主要来源之一是肉类，众所周知，动物蛋白相比植物蛋白更容易被人体消化吸收，肉类不仅含有大量人体必需的氨基酸，还含有丰富的微量元素和维生素。众多食物中，肉食含有的热量远高于其他食物，因此食用肉食能帮助人们控制自己的主食。对于糖尿病患者来说，适当地吃肉不仅无害，反而有利。医学专家指出，糖尿病患者一定要注意日常的饮食问题，合理、适量的饮食能帮助医生更好地治疗糖尿病，相反，如果过多摄入蛋白质将会对病情产生不利影响。

2.糖尿病患者需要注意自己的日常饮食，特别要控制含有丰富蛋白质的肉食的摄入量，但这不是说糖尿病患者就不能吃肉。人体要存活，就需要定时定量补充营养，糖尿病患者也是如此。对于糖尿病患者来说，每天食用的肉类食品要有一个度，从医学角度看，患者食用100克到150克的肉对疾病是不会产生不利影响的。为了控制每日摄入的量，糖尿病患者应该少吃蒸肉、涮肉，可食用适当的肉丝炒菜。严格来说，糖尿病患者并没有什么肉不能吃，但是在科学家们研究过不同肉类含有的蛋白质的结构后，他们发现适宜糖尿病患者食用的最佳肉类是鱼肉，其次是鸡、鸭等家禽的肉，再次一等便是猪、羊等畜类的肉。在民间，流传着这么一句话：“吃四条腿的不如吃两条腿的，吃两条腿的不如吃没有腿的。”这说的就是患有糖尿病、高血压等疾病的病人选择肉食时的技巧。虽然这是一句俗语，但其中却包含着科学道理，对于糖尿病患者而言，如果每天食用的肉量在100克到150克之间，最好的肉食搭配方法是“四条腿”“两条腿”“没有腿”这三类动物的肉各三分之一。

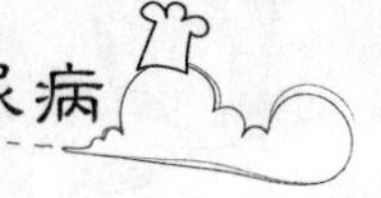

水产类，不能随便吃

水产类食品以其富含人体所需的微量元素及鲜美的味道被广大人民所喜爱。水产类食品中含有大量膳食纤维和碘元素，适量食用海带、紫菜等水产类食品能降低血脂，稳定人体的血糖含量，对于糖尿病患者来说，日常饮食中适当食用水产类食品能稳定体内的血糖、尿糖，有效缓解病情。

紫菜

紫菜含有丰富的维生素、蛋白质，作为一种低脂肪的食品，紫菜有降低人体血压、脂肪的作用。紫菜含有硒这种微量元素，胰岛素分泌不足的人可以适当食用紫菜，让紫菜中的硒元素来调节人体的糖代谢，降低人体血糖含量。除了防治高血糖的功效之外，紫菜还有促进人体骨骼生长，减少动脉硬化的作用，对糖尿病、冠心病患者来说，适当食用紫菜能在一定程度上缓解病情。

不过，紫菜虽好，不可贪多。对于普通人来说，每日食用紫菜的量最好在15克左右。对于脾虚的人来说，过多食用紫菜会引起腹泻等不适症状。食用紫菜前，可以将紫菜放在凉水中浸泡，若紫菜呈现蓝紫色，说明紫菜已被污染，不可食用。紫菜作为水产类食品的一种，容易出现返潮变质的情况，因此应用黑色食品袋包装放置于低温处保存。

鳗鱼

鳗鱼中含有丰富的维生素A和维生素E，能促进人体骨骼生长，防治夜盲症。经常食用鳗鱼能增强人体的抵抗力，对于糖尿病患者来说，鳗鱼的作用不仅仅是补虚，还有调节人体血糖含量的作用，因此糖尿病患者应适量食用鳗鱼。

食用鳗鱼的方法是炖煮，将洗净的鳗鱼切片，在炒锅里放入姜丝和蒜末，炒出香味后放入适量豆豉、老抽、陈皮和少量清水，再放入鳗鱼炖煮，十五分钟后可出锅。

鳗鱼根据生存环境不同可分为海鳗和河鳗，糖尿病患者应食用胆固醇和脂肪含量较少的河鳗，但每次食用的量应保持在40克左右。鳗鱼与金针菇搭配食用有祛湿、养血的功效，但鳗鱼的黏液有毒，人体伤口应避免与鳗鱼黏液直接接触。

三文鱼

三文鱼含有丰富的不饱和脂肪酸和蛋白质，低脂肪的三文鱼有降低人体胆固醇和血脂含量的作用，而三文鱼中含有的不饱和脂肪酸则是人体不可或缺的一种物质，它具有维持大脑和视网膜正常运转的作用，除此之外还能改善人体的胰岛，对于糖尿病患者来说，三文鱼是一种味道鲜美的理想食品。

三文鱼的食用方式有两种，一是生食，即把三文鱼切片后置于冰块上，逐片蘸上由绿芥末和酱油调制的调味料食用。二是烧食，烧至八分熟时三文鱼的味道最为鲜美。新鲜的三文鱼的肉呈现橙红色，且纹理清晰。保存时，应将肉切成小片，以保鲜膜包装，并放入冰箱保存。

干果类有些碰不得

作为高脂肪食品的干果类食品对糖尿病患者来说有改善血糖和胰岛素平衡的作用，干果类食品含有丰富的脂肪，但大多数脂肪属于不饱和脂肪酸，有降低血清胆固醇含量的作用，同时对生命体的胰岛素具有防护作用。此外，干果类食品含有丰富的维生素A和大量人体必需的微量元素，能起到调节人体葡萄糖和胰岛素平衡的作用。因此，具有抗氧化、降低人体血糖的干果类食品能降低人体患II型糖尿病的概率，一定程度上防治糖尿病及其并发症。

南瓜子

南瓜子含有丰富的氨基酸和不饱和脂肪酸，后者能给人增加饱腹感，让人自主控制食欲，达到减肥的目的。南瓜子中含有大量的微量元素，其中对人体帮助较大的元素是锌，锌能参与到胰岛素的合成和分泌过程，起到调节胰岛素分泌平衡的作用。长期食用适量的南瓜子，能达到降低血糖含量的效果，继而缓解糖尿病及其并发症的病情。

南瓜子可加作料调制成味道香美的瓜子，也可直接炒熟食用。对于前列腺患者而言，每天食用50克左右的南瓜子能有效缓解病情，但对于胃热患者而言，不宜大量食用南瓜子，肾功能不全的人，不能食用南瓜子。

南瓜子不仅能降低人体血糖，还能杀灭人体体内的大多数寄生虫，对于血吸虫的幼虫更有着特别明显的杀灭作用，长期食用南瓜子能减少人体患病的概率。

莲子

莲子含有丰富的莲子糖、莲子碱、蛋白质和大量人体必需的微量元素，这些物质使得莲子有健脾止泻、调节脂肪、血糖代谢平衡的作用。对于糖尿病患者来说，适量食用莲子能缓解多尿症，对防治糖尿病及其并发症起到辅助治疗的作用。

莲子有饱腹作用，因此食用莲子时多以汤羹形式，即取30克莲子，20克百合和50克糯米洗净后，熬成粥。莲子搭配木瓜不仅能帮助消化，还能降低人体血压。外皮细滑，上有膜衣的为新鲜莲子，肉色暗黄，膜衣干枯的为陈莲子。经常食用莲子能调节人体代谢平衡，但便秘者不宜过多食用。

开心果

开心果是含纤维素最高的坚果之一，富含三十多种维生素、矿物质和植物营养素，是一种不饱和脂肪酸占脂肪总数55%的低热量坚果。开心果中含有的膳食纤维能有效控制人体血糖含量，一定程度上可减轻人体体重。作为人体所需的油酸的最好来源，开心果不仅能增

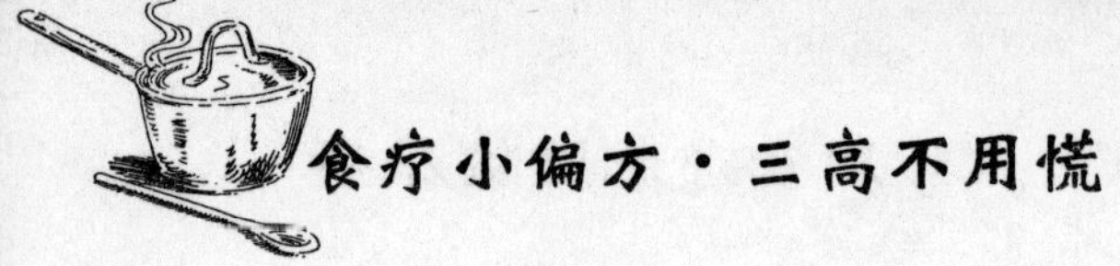

加人体的饱腹感，还能帮助人体控制食欲。开心果的果仁中含有大量的维生素E，这种物质有抗衰老，增强抵抗力的作用。对于糖尿病患者来说，经常食用开心果能帮助人体排出毒素，控制血糖含量，一定程度上起到防治糖尿病的作用。

开心果是一种老少皆宜的休闲性质的坚果食品，食用开心果时应选择未经过漂白，绿色果仁的新鲜开心果。

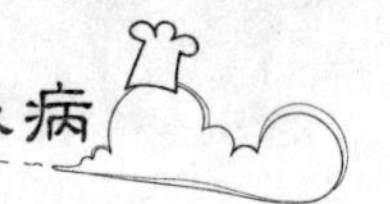

第四节 高血糖患者的黄金食谱

玉米丝瓜牛肉羹

【原 料】：

2个鲜玉米棒，1条丝瓜，70克牛肉，40克蛋清，1片生姜，高汤、玉米淀粉适量。

【做 法】：

1.玉米碾碎。丝瓜清洗干净后切成薄片。

2.牛肉清洗干净后剁碎，加入调味料腌10分钟左右，炒到快熟时，沥去油和血水。

3.将水和生姜烧开，加入碎玉米粒和丝瓜煮熟，加入调味料，以玉米淀粉勾芡至稀糊状，加入牛肉搅匀烧开，加入蛋清搅匀便可食用。

【功效】：

丝瓜的营养成分特别高，含有蛋白质、碳水化合物、钙、铁、核黄素、维生素C等多种人体必需的营养物质，同时还含有人参才含有的营养物质——皂甙。

丝瓜的功效：

第一，润肤美白。丝瓜具有防止皮肤老化的功效，同时还可以起到保护皮肤及消除斑块的作用，是可令皮肤细嫩之美容珍品。丝瓜藤及茎的汁液不但可以起到保持皮肤弹性的作用，同时还可以美容去皱，所以丝瓜水具有“美人水”之美称。

第二，健脑。丝瓜对小儿大脑发育和中老年人大脑健康特别有利，同时丝瓜提取物还可以起到预防乙型脑炎病毒的功效。

第三，解毒消肿。丝瓜藤具有味苦、性凉的特点，可以起到通筋活络及祛咳镇痰的效果。丝瓜络具有味甘、性平的特点，具有清热解毒及利尿消肿的功效。

小米鸡肝粥

【原 料】：

50克鸡肝，100克小米，豆豉、精盐、味精及生姜各适量。

【做 法】：

1.把鸡肝清洗干净，切成薄片或小块；

2.先煮小米，放入豆豉及生姜，接着再加入鸡肝，煮熟后加入精盐及味精等调味料，再稍微煮一下便可以了。

【功效】：

相比鱼、蛋、肉等食物而言，鸡肝具有丰富的维生素A，可以起到维持正常生长及生殖机能的作用，可以保护眼睛，维护正常视力，预防眼睛干涩及疲劳症状的出现；吃鸡肝还可以保持健康肤色，对于皮肤的健美具有促进作用。

常吃鸡肝还可以补充维生素B_2，这对于补充人体重要的辅助酶，帮助机体对某些有毒成分的去毒具有促进作用。肝里还含有普通肉类食物中不具有的维生素C及微量元素硒，可以提高人体免疫力，具有抗氧化及抗衰老功效，同时还可以抑制肿瘤细胞的出现。

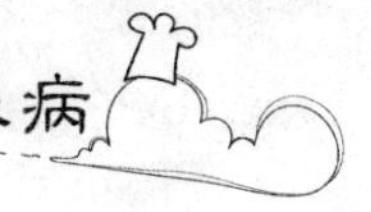

小米鲢鱼粥

【原 料】：

10克丝瓜仁，50克小米，70克鲢鱼，葱花、香油、精盐及生姜各适量。

【做 法】：

1. 把鱼去刺，切成薄片，放在盆里，放入葱、香油、生姜及精盐拌匀，腌一会；小米及丝瓜仁清洗干净。

2. 锅放火上，加入小米、丝瓜仁及适量清水煮粥，待粥快熟时，放入鱼片再煮一下，鱼熟后加入味精便可。

【功效】：

鲢鱼可以提供大量的胶质蛋白，不但可以健身，同时还可以美容，属于滋养肌肤的绝佳食品。鲢鱼具有味甘，性温的特点。入脾，胃经；可以起到健脾补气，散热及温中暖胃的效果，特别适合冬季食用；可用于脾胃虚弱、瘦弱乏力、食欲减退及腹泻等疾病的治疗；同时还具有暖胃，泽肤，养颜，补气及乌发等益处。它可以用于皮肤粗糙，头发干、脆易掉及脱屑等症状的治疗，属于女性美容必备之佳肴。更是温中补气，泽肌肤及暖胃的养生佳品，脾胃虚寒体质，皮肤干燥及溏便的人可以多吃一些鲢鱼。同时鲢鱼还可治疗由脾胃气虚所造成的乳少等疾病的治疗。

鸡蛋小米粥

【原 料】：

40克蛋清，100克小米。

【做 法】：

1.把小米淘洗干净，浸泡半个小时。

2.把锅放在火上，锅中加足清水，烧开后放入小米，等煮开后改成文火熬煮，直到煮成稠粥，再在稠粥里放入蛋清，拌匀，稍微煮一会便可食用。

【功效】：

小米又可称粟，属一年生草本植物，禾本科。我国北方称其为谷子，去壳后称小米。小米性喜温暖，适应性特别强。其优点如下：

1.小米由于含有大量维生素B_1及维生素B_{12}等营养成分，可以起到预防消化不良和口角生冷的效果。

2.小米可以起到防止泛胃及呕吐作用。

3.小米还可以起到减轻皱纹，色斑及色素沉着的效果。

蔬菜鳕鱼丸

【原　料】：

40克猪瘦肉，40克卷心菜，50克鳕鱼，精盐、淀粉及鸡汤各适量。

【做　法】：

1.把鳕鱼处理干净待用。

2.把全部材料放进搅拌机中打成泥，捏成丸子后放入鸡汤里煮熟。

【功效】：

鳕鱼具有肉质饱满，少刺、味鲜的特点。营养学家表示：鳕鱼蛋白质含量比较高，且脂肪含量较小，甚至不足0.5%，几乎与鲨鱼肉差不多。最重要的是，鳕鱼所具有的肝脏含油量非常高，达到了45%，并且还含有维生素A、维生素D及维生素E等多种营养元素。

鳕鱼脂肪含量低，蛋白质含量高，刺特别少，属老少皆可食用的营养佳品。同时它还具有营养成分高，胆固醇含量低且较易被人体消化吸收等益处。

鳕鱼鱼脂里具有球蛋白，磷的核蛋白和白蛋白，还具有儿童成长必需的多种氨基酸，其含量与儿童的需求值特别相近，且易于被人体吸收，还具有不饱和脂肪酸、磷、铁、钙等多种营养元素。鳕鱼鱼肉里具有大量镁元素，可以起到保护心血管系统的效果，同时还可以起到预防高血压及心肌梗死等心血管疾病的功效。

拌鱿鱼丝

【原 料】：

50克黄瓜，100克鲜鱿鱼，酱油、辣椒油、醋、味精及麻酱各1小勺。

【做 法】：

1.鲜鱿鱼处理好后，清洗干净，再切成丝；黄瓜清洗干净，切成丝。

2.将黄瓜丝摆在盘底，鱿鱼丝经开水焯熟后捞起，控干水分，放在黄瓜丝上。

3.在小碗中放入酱油、醋、辣椒油、麻酱及味精，食用时倒在鱿鱼丝上便可。

【功效】：

鱿鱼可以起到补血冷气、壮骨、养阴补虚、养胃、明目、养颜护肤等作用。

1.鱿鱼具有大量的钙，铁及磷元素，对于骨骼的发育及骨髓的造血功能具有促进作用，同时可用于贫血疾病的治疗。

2.鱿鱼除具有大量蛋白质及氨基酸外，同时还具有丰富的牛磺酸，能够控制血液里的胆固醇含量，从而起到缓解疲劳，改善肝脏功能及恢复视力的作用。

3.鱿鱼所具有的多肽及硒可以起到抗病毒及抗射线的功效。

4.鱿鱼具有滋阴养胃及补虚润肤的作用。

菠菜紫菜粥

【原 料】：

100克菠菜，1碗软米饭，烤紫菜片适量。

【做 法】：

1.将菠菜焯水后控干水分，切成大概3厘米长的小段；将烤紫菜片用手撕成小块。

2.把软饭及清水放进锅里煮，当水烧开时把火调小，将撕好的紫菜放进锅里边搅边煮，至汤收到二分之一时便可食用。

【功效】：

1.紫菜具有较高的营养价值，具有多种人体所需营养物质。其蛋白质含量相当于鲜蘑菇的10倍，每1 000克紫菜所具有的蛋白质含量为262克。

2.紫菜所含有的脂肪量相当于海带的9倍，钙含量相当于口蘑的3倍，烟酸相当于木耳的2倍，而核黄素则相当于香菇的11倍。

3.紫菜含碘量特别高，可用来治疗由于缺碘导致的“甲状腺肿大”，其具有软坚散结作用，同时还可用于其他郁结积块的治疗。

4.具有大量胆碱及钙，铁元素，可以增强记忆力，可用于妇幼贫血疾病的治疗，有利于骨骼和牙齿的生长及保健，具有一定比例的甘露醇，可作为水肿这一疾病的辅助治疗。

虾仁炒腰果

【原 料】：

50克虾仁，70克胡萝卜，60克腰果，味精、精盐及生姜各适量。

【做 法】：

1.把胡萝卜清洗干净切成菱形块。

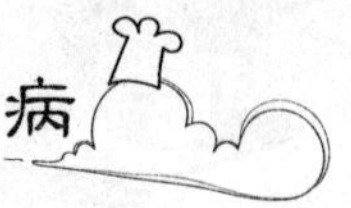

2.锅里加油烧热，随后放入胡萝卜块，虾仁及腰果爆香。

3.放入调料拌匀，捞出装盘便可。

【功效】：

虾所具有的营养物质特别多，可以提高人体免疫力及性功能，具有补肾壮阳及抗早衰功效。常食鲜虾，可以起到治疗肾虚阳痿，体倦，畏寒及腰膝酸痛等疾病的作用。

1.虾营养全面，同时其肉质松软，容易消化。身体虚弱和病后需要调养的人可以食鲜虾。

2.虾里具有大量的镁元素，镁对于心脏活动可以起到特别好的调节作用。可以较好地保护心血管系统，它能够降低血液里胆固醇含量，预防动脉硬化，并且还可以扩张冠状动脉，可以起到预防高血压和心肌梗死的作用。

枸杞蒸虾

【原 料】：

10颗枸杞，1根葱，70克沙虾，3片生姜，米酒及精盐各适量。

【做 法】：

1.葱切小段；沙虾控干水分，生姜切成薄片。

2.沙虾均匀摆在深盘里，每只虾都不重叠，放上枸杞，葱段及生姜片，淋上米酒，撒上精盐，放入蒸锅。

3.蒸锅里加入水，大火烧开，放入摆好枸杞和虾的蒸盘，蒸5至7分钟便可。

【功效】：

淡水虾具有性温味甘，微温的特点。入肝、肾经。

虾肉具有通乳抗毒、化瘀解毒、通络止痛、补肾壮阳、养血固精、益气滋阳及开胃化痰等作用、患有肾虚阳痿、乳汁不通、手足抽搐、皮肤溃疡、神经衰弱、遗精早泄、筋骨疼痛、全身瘙痒及身体虚

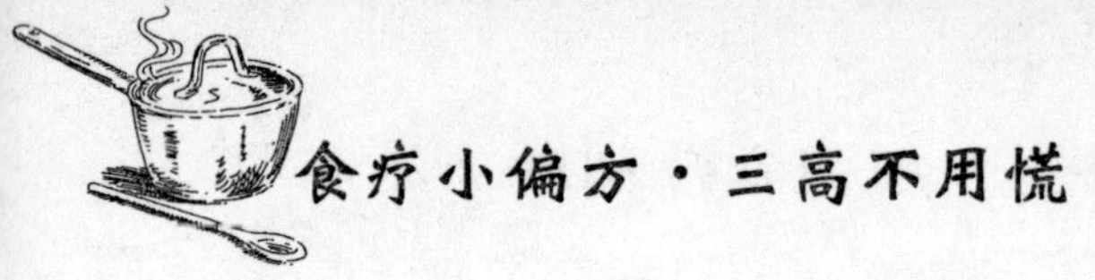

弱等疾病的患者可以多吃一些虾。

1.中老年人、心血管病患者、男性不育症、孕妇、肾虚阳痿及腰脚无力的人适宜吃虾；同时患有因中老年人缺钙所造成的小腿抽筋的人也可以多吃虾。

2.宿疾者及正上火的人不宜吃虾，体质过敏的人，如有过敏性鼻炎，反复发作性过敏性皮炎及支气管炎的老年人均应尽量少吃虾；此外虾属动风发物，因此患有皮肤疥癣的人是不能吃虾的。

柠檬奶昔

【原 料】:

1个猕猴桃，60毫升柠檬汁，80毫升脱脂牛奶，适量冰块。

【做 法】:

1.把猕猴桃削皮后，切成小块。

2.将所有的食材一同放入榨汁机里榨汁便可。

【功效】:

柠檬所含的营养物质特别多，它不仅含有大量的维生素，同时还含有很多人体必需的微量元素，如钙、铁、锌、磷、镁等，还具有独特的柠檬油及柠檬酸。柠檬全身均是宝，其果皮，叶及花能够提取香精油，香精油属于食品及美容化妆品特别重要的原料；柠檬果实榨汁后，还能够制作蜜饯，糕点及果酱，更可以用来酿酒；柠檬汁则能够制成饮料，各种佐料及茶，其口感酸甜可口。中医对柠檬的评价也比较特殊，觉得柠檬可以起到清热、健脾、止咳、杀菌、开胃及化痰的作用。吃柠檬，抑或饮柠檬汁，能够化食，减肥，还可用于解酒。

猪肝炒白菜

【原 料】:

50克熟猪肝，1个红椒，150克大白菜，葱、味精、料酒、生姜、精盐、酱油及植物油各适量。

【做 法】:

1.将白菜清洗干净后切片；猪肝切成薄片；葱切碎；生姜削皮后切成丝；红椒也切成丝。

2.热油煸香葱花、红椒及生姜丝，加入猪肝，倒入适量酱油煸炒，再加入料酒及精盐，炒到猪肝入味。

3.加入大白菜炒至入味，再加入味精炒匀便可。

【功效】:

猪肝属于猪体内储存养料及解毒的关键器官，含有大量营养成分，具有营养保健作用，属于补血珍品之一。

1.猪肝里含有大量铁质，是补血食品里最常见的食物，吃猪肝能够调节及改善贫血患者造血系统的生理机能。

2.猪肝里含有大量维生素A，可以起到维持正常生长及生殖机能的效果，可以保护眼睛，保持正常视力，预防眼睛干涩及疲劳情况的出现，还可以保持健康的肤色，同时对于皮肤的健美也具有促进作用。

3.常吃动物肝脏还可以为人体补充维生素B_2，这对弥补机体关键的辅酶，达成机体对某些有毒物质的祛毒具有重要作用。

4.猪肝里还含有普通肉类食物不具有的维生素C及微量元素硒，可以提高人体免疫机能，具有抗氧化及防衰老的作用，同时还可以防止肿瘤细胞的出现，也可以用于急性传染性肝炎的治疗。

胡萝卜奶昔

【原 料】：

15毫升柠檬汁，半根胡萝卜，200毫升脱脂牛奶。

【做 法】：

1.把胡萝卜削皮后，切成小块，放进榨汁机里榨汁。

2.把胡萝卜汁，脱脂牛奶及柠檬汁一起放进料理机里搅拌后，便可饮用。

【功效】：

胡萝卜含大量维生素A，可以起到促进机体正常生长及繁殖、保护上皮组织、预防呼吸道感染、维持正常视力、预防夜盲症的出现及预防眼干燥的作用。胡萝卜可以提高人体免疫力，具有抗癌功效，同时还能够缓解癌症患者的化疗反应，对多种脏器均可以起到保护作用。妇女多吃胡萝卜能够减少卵巢癌的出现概率。胡萝卜具有琥珀酸钾，可以起到预防血管硬化，减少胆固醇含量，防治高血压的功效。胡萝卜能够消除导致人体衰老的自由基。B族维生素及维生素C等营养元素也具有润肤及抗衰老的功效。其芳香气味属挥发油导致的，可以促进消化，同时还具有杀菌功效。

金针菇炒芹菜

【原 料】：

100克芹菜，100克香菇，半根红萝卜，100克金针菇，1个红辣椒，生姜、豆瓣酱、老酒及香醋各适量。

【做 法】：

1.把金针菇及芹菜切断；香菇，红辣椒，生姜及红萝卜均切成细丝。

2.在锅内加入适量植物油烧热后，先放入生姜丝及辣椒丝煸炒，放一些老酒，再加入红萝卜丝，香菇丝及芹菜段一同炒熟。

3.加入金针菇爆炒，放入适量豆瓣酱及香醋，翻炒一下便可以出锅了。

【功效】：

芹菜营养特别丰富。每1 000克芹菜里所具有的蛋白质含量为22克，钙含量为85毫克，磷含量为610毫克，铁含量为85毫克。其蛋白质含量比普通瓜果蔬菜均高于1倍，铁含量相当于番茄的20倍，芹菜里还含有大量胡萝卜素及多种维生素等营养元素，对人体健康均特别有益。同时芹菜茎里具有挥发性的甘露醇，特别芳香，可以提高食欲，且还具有保健功效。

芹菜具有平肝降压功效，主要是由于芹菜里具有含酸性降压成分，实验表明芹菜有明显降压功效。临床上对原发性、更年期和妊娠性高血压都具有较好疗效。

凉拌苦瓜丝

【原 料】：

100克苦瓜，半小勺味精，半小勺精盐，半小勺辣椒油，1小勺香油，1小勺蒜。

【做 法】：

1.把苦瓜清洗干净后去瓤切成丝，先在沸水里焯一下，再放进凉水中过凉后捞起；蒜切成末。

2.把苦瓜丝内的水分去除，放进盘子里，加入精盐、辣椒油、香油、味精及蒜蓉拌匀便可食用。

【功效】：

苦瓜具有气味苦，无毒及性寒的特点，入心、脾、肺经及肝。

具有清热祛暑、利尿凉血、益气壮阳、明目解毒及解劳清心的作用。

可用于中暑、暑疖、目赤肿痛、烧伤、烫伤、暑热烦渴、痱子、痈肿丹毒及少尿等疾病的治疗。

酸甜萝卜

【原 料】:

50克红辣椒，200克白萝卜，20克辣椒面，1小勺花椒，1小勺甜面酱，2小包甜味剂。

【做 法】:

1.把白萝卜清洗干净后，切成丁。

2.盆中放入凉开水，加入适量精盐、花椒、红辣椒及萝卜浸泡数小时，再放入甜叶剂。

3.捞起萝卜后放进盘里，加入辣椒面，放入甜面酱便可食用。

【功效】:

萝卜又称莱菔、罗服。中国是萝卜的家乡，栽种及食用历史特别久远。《诗经》里便有与萝卜相关的记载。它不但可以做成菜肴食用，同时还可以作为水果生吃，还可做成泡菜及酱菜。萝卜营养全面，具有较好的食用及医疗价值。同时民间还流传着“冬吃萝卜夏吃姜，一年四季保安康”的讲法。其具体功效如下:

1.萝卜含有可以引导人体生出干扰素的多种微量元素，提高机体免疫力，同时还可以抑制癌细胞的出现，起到防癌抗癌的作用。

2.萝卜含有丰富的B族维生素及钾、镁等矿物质，能够增强肠胃蠕动，有利于人体中垃圾的排出。

3.萝卜能够起到降血脂，稳定血压，预防冠心病、胆结石，软化血管等作用。

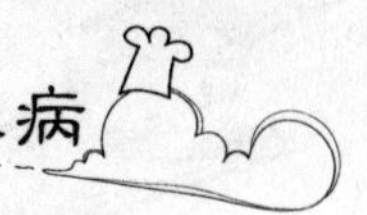

白萝卜肉泥

【原 料】：

100克白萝卜，50克猪瘦肉，10克虾皮，1小勺香油，葱及精盐各适量。

【做 法】：

1.白萝卜清洗干净，切成末，以滤网滤出水分；猪瘦肉清洗干净，切成肉泥；虾皮清洗干净，用水泡一会，沥干，切成末。

2.将调料和水放入肉泥及虾皮末中沿一个方向搅拌均匀，接着放入白萝卜泥里搅匀，上笼蒸熟便可。

【功效】：

白萝卜全身都是宝，其种子、叶及鲜根都可入药，可下气消积。生萝卜具有淀粉酶，有助于消化。其具体功效如下：

1.提高机体免疫力。萝卜具有大量维生素C及微量元素锌，可以较好地提高机体免疫力，增加抗病能力。

2.防癌抗癌功效。萝卜具有木质素，可以增加巨噬细胞的能力，消灭癌细胞。另外，萝卜所具有的多种酶，可以消灭致癌的亚硝酸胺，具有防癌功效。

白萝卜降压茶

【原 料】：

5克绿茶，100克白萝卜，精盐适量。

【做 法】：

1.把绿茶放在杯中，加入开水浸泡10分钟，取汁待用。

2.把白萝卜清洗干净切片，倒进锅里，加水煮烂，加入精盐，兑进茶叶汁里便成。

【功效】：

白萝卜具有味甘、辛，性凉的特点，可入肺，胃，大肠经；能起到凉血止血、消食化滞、顺气化痰、清热生津、下气宽中及开胃健脾的效果。

通常用于腹胀停食，咳嗽，腹痛及痰多等疾病的辅助治疗。

萝卜品种特别多，生食时以多汁、辣味少的种类为宜，平时不喜欢吃凉性食物的人则应煮熟后再吃。白萝卜适合生吃，然而需要注意的是吃白萝卜后半个小时里都不要吃其他东西，否则其有效成分便会被稀释。

萝卜吃法特别多，可生吃、炒食、煮食等等。

白萝卜主泻，胡萝卜主补，因此二者最好不要同吃，如果要一块吃时应该放一些醋来调和，这样就可以使营养得到较好的吸收。

木瓜泥鳅汤

【原 料】：

100克鳅鱼，半个木瓜，5克杏仁，5克生姜，植物油适量。

【做 法】：

1.木瓜削去外皮，去核，清洗干净，切成小块；鳅鱼处理好，清洗干净；杏仁清洗干净。

2.将锅放在火上，放入适量植物油烧热，加入鳅鱼煎香，加入香料以小火炖1个小时，接着加入木瓜，再炖半个小时，加入调料便可。

【功效】：

泥鳅脂肪含量较少，胆固醇也特别少，是高蛋白低脂肪食品，同时具有一种与二十二碳六烯酸特别相似的不饱和脂肪酸，对抗人体血管衰老具有促进作用。因此泥鳅对于老年人和心血管病人特别有利。泥鳅与豆腐一起烹调可以起到较好的进补及食疗功效；可用来消渴；

泥鳅及鲜茶叶一块做成汤食，尤其适合于身体虚弱、营养不良、脾胃虚寒及小儿体虚盗汗的人食用，对生长发育特别有利；而且还适合于老年人，患有心血管疾病的患者，癌症患者和放疗化疗后的人，患有黄疸或急慢性肝炎的人吃；特别是患有急性黄疸型肝炎的患者更适合食用，可以减少黄疸及转氨酶，此外，患有阳痿、痔疮及皮肤疥癣瘙痒的患者多食泥鳅也特别有好处。

木瓜猪蹄汤

【原 料】：

1个木瓜，70克猪蹄，生姜、味精及精盐各适量。

【做 法】：

1.木瓜削去外皮，去掉中间的子后，切成小丁；生姜清洗干净后切成薄片；猪蹄处理好后，清洗干净，剁成小块，再放进开水里焯去血水。

2.把猪蹄、木瓜及姜片放进煲中，放入适量清水炖至熟烂，加入调味料调味便可。

【功效】：

猪蹄具有丰富蛋白质、碳水化合物及脂肪，同时还具有磷、维生素A、镁、铁、维生素B_1、维生素C、维生素D、维生素K等人体必需的营养成分。

猪蹄具有丰富的胶原蛋白质，多吃有利于减少皱纹，对人体皮肤具有很好的保健美容功效。猪蹄还有补血、托疮毒，通乳及去寒热的效果，适应于产后乳少、疮毒、痈疽及虚弱等疾病的治疗。

除此以外，猪蹄还可以起到润滑肌肤、健腰脚及填肾精等作用，可用于脚气病、贫血、关节炎及老年骨质疏松等疾病的治疗，同时还有益于青少年生长发育及身体强健。

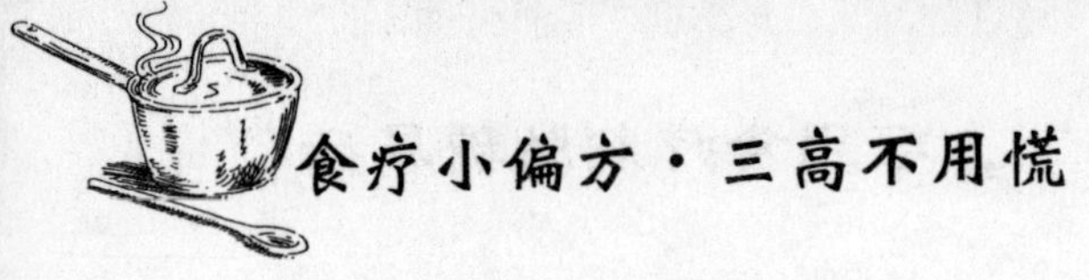

西芹木瓜炒山药

【原 料】：

200克西芹，100克木瓜，50克淮山，精盐、植物油及味精各适量。

【做 法】：

1.西芹清洗干净后切成小段；木瓜削皮，去子，切成小块；淮山削皮后，切成小块。

2.把锅放在火上，加水煮开，放入木瓜块，西芹段及淮山稍微焯水后捞起控水。

3.将锅置于火上，加入适量植物油烧热，放入原料及调味料一同翻炒至入味便可食用。

【功效】：

木瓜味甜多汁，同时具有丰富营养元素，含有维生素A、维生素B、维生素C、蛋白质、铁、木瓜酵素、钙及高纤维素等等。其所含有的营养元素种类特别多，甚至可以说得上是水果之王。其维生素A及维生素C的含量相当于西瓜及香蕉的五倍，常食木瓜可以起到平肝和胃、软化血管、抗衰养颜、增强体质、舒筋活络、抗菌消炎及抗癌防癌的功效。

一般而言，颜色越深的水果及蔬菜，其营养价值就越高，木瓜肉色鲜红，具有丰富的β胡萝卜素，属于天然的抗氧化剂，可以较好地对抗损害身体细胞，让人体衰老加快的游离基，所以也具有防癌的作用，因此便有了“万寿瓜”的美称。

水果羹

【原料】：

100克白兰瓜，鲜百合、鲜桃、西米及草莓各适量。

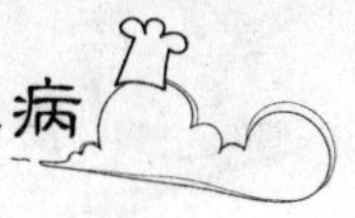

【做法】：

1.鲜桃及白兰瓜清洗干净，削去外皮，去除子、核后，切成小块；鲜百合清洗干净；草莓清洗干净。

2.把百合放进锅里，当水烧开后加入鲜桃，白兰瓜及草莓一块炖一会。等水开后加入煮好的百合以小火炖半个小时，加入西米再炖20分钟，放入草莓便可。

【功效】：

白兰瓜，又称“兰州蜜瓜”，兰州市城关区青白石乡所产的白兰瓜特别有名，其具体功效如下：

1.消食。有利于胃酸的分泌及食物的消化，可用于饮食积滞症的治疗。

2.利尿水肿。可以消除体内毒素及多余的水分，有利于血液及水分的新陈代谢，具有利尿、消水肿的功效。

3.发汗解表。可以用于发散风热的治疗。对于发热重、头痛、口渴、苔薄黄、微恶寒、咽喉肿痛、舌尖红及脉浮数具有较好疗效。

4.健脾和胃。可以暖胃，适用于胃寒症的治疗。对于脾气虚弱、大便溏泄、肢倦乏力、脘腹胀满、食欲不振疗效较好。

牛肉粥

【原料】：

30克牛肉末，30克白萝卜，100克粳米，洋葱一个，半杯清水，酱油适量。

【做法】：

1.牛肉末用酱油腌一会儿；白萝卜切丁；洋葱切碎。

2.炒锅中加入适量植物油、萝卜、洋葱及牛肉，再加入粳米翻炒，最后加入清水以文火熬成粥便可。

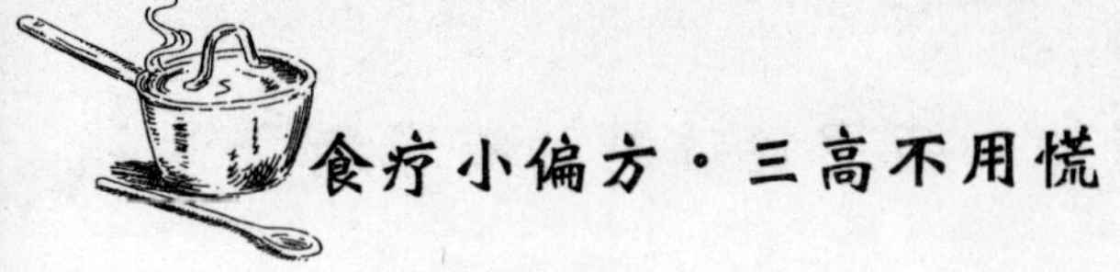

【功效】:

牛肉具有大量蛋白质，氨基酸构成相比猪肉而言更适合人体需要，可以增加机体抗病能力，对生长发育及手术后，病愈后在补充失血及修复组织等方面非常有利。寒冬吃牛肉能够起到暖胃之功效，属于冬季补益佳品。

牛肉可以起到补中益气、强健筋骨、止渴止涎、滋养脾胃及化痰息风的作用，患有中气下隐、筋骨酸软、面黄目眩、气短体虚及贫血久病的人可以多食牛肉。

牛肉炒碎菜

【原料】:

70克番茄，50克洋葱，70克牛肉，50克胡萝卜，10克黄油。

【做法】:

1.把牛肉清洗干净后剁碎，加水煮熟后备用；胡萝卜清洗干净，剁碎后用水煮软；洋葱及番茄削去外皮后备用。

2.把黄油放入锅中，烧热后加入洋葱，搅匀，再把胡萝卜、番茄及碎牛肉加入黄油锅里，以文火煮烂便可。

【功效】:

牛肉里含有大量矿物质，比如对肌肉生长及力量增加非常有利的肌氨酸，可以提高免疫力，增加蛋白质的新陈代谢及合成维生素B_6，用来维持脂肪的新陈代谢，生出支链氨基酸成分的肉毒碱，可以减少运动时组织受伤的亚油酸以及钾、锌、铁、维生素B_{12}等营养成分。刚做完手术的患者，可将牛肉及红枣一起炖熟后吃，有利于肌肉生长及加快伤口愈合。老年人同时吃牛肉及仙人掌，能够起到抗癌止痛，增加机体免疫力的作用。

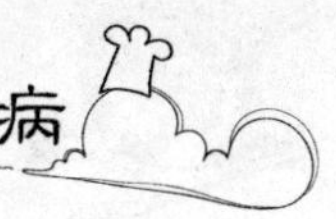

番茄炒牛肉

【原料】：

100克番茄，70克牛肉，精盐、生姜末、料酒、大料、酱油及味精各适量。

【做法】：

1.牛肉去除筋皮，切成菱形块，用沸水焯一下；番茄清洗干净，切成小块。

2.把锅放在火上，加入香油烧热，再放入葱及生姜末，爆出香味后放入调料，见开后以小火炖至肉熟烂入味，汤汁收尽，以水淀粉勾芡，加入香油，捞出装盘便可。

【功效】：

营养学家表示：每人每日吃50~100克鲜西红柿，能够满足人体对于多种维生素及矿物质的需求。番茄具有“茄红素”，可以起到抑制细菌的功效；番茄还含有苹果酸、糖类及柠檬酸，有利于人体的消化。番茄含有的维生素A原，在人体中可以转变成维生素A，有利于骨骼的生长，对于预防佝偻病、夜盲症、眼干燥症和某些皮肤病具有很好的效果。番茄中的果酸，可以减少胆固醇含量，对高脂血症的辅助治疗特别有用。番茄具有大量维生素A、维生素B_1、维生素C、维生素B_2、胡萝卜素、钙、钾、镁，铁、锌及碘多种人体必需营养元素，还具有蛋白质、有机酸、糖类及纤维素。

冬菇栗子焖鸽

【原料】：

100克栗子，30克冬菇，70克鲜乳鸽，生姜、生抽、精盐、麻豉酱、干葱、酒及胡椒粉各适量。

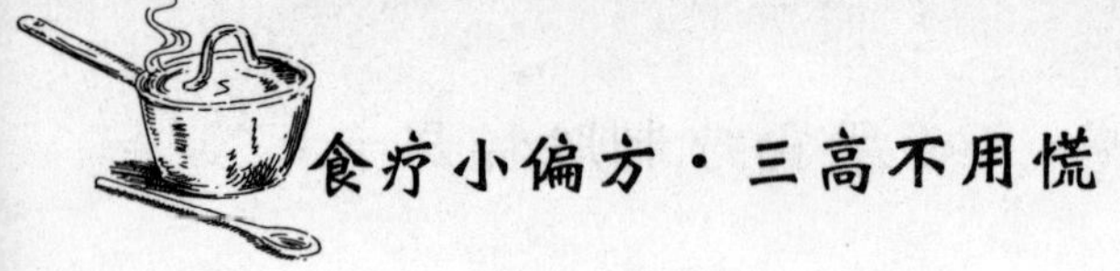

【做法】：

1.把鲜乳鸽处理好，清洗干净，擦干，将调味料均匀抹在鸽子内外，腌一刻钟备用；将栗子剥壳去皮后清洗干净；冬菇泡开，去蒂，清洗干净，控干水分备用。

2.将油烧热，把鸽子稍微煎一下，放入调味料，冬菇和栗子，以小火焖20分钟到鸽子完全蒸熟，收汁便可。

【功效】：

栗子含有大量营养成分，如糖类、脂肪、无机盐、蛋白质及各种维生素。每1 000克栗子含糖和淀粉量为620~700克，蛋白质含量为51~107克，脂肪含量为20~74克，碳水化合物含量则为400~500克。新鲜栗子所具有的维生素含量为40~60毫克，熟栗子所具有的维生素含量大概为25毫克。栗子还具有钙、铁、钾等微量元素，同时还具有胡萝卜素及B族维生素等营养成分。

现代医学表明：栗子所具有的不饱和脂肪酸及多种维生素，可以起到防治冠心病及动脉硬化等疾病的作用。老年人经常吃栗子，不仅能够起到抗衰老的作用，同时还可以起到延年益寿的功效。

栗子具有核黄素，常食栗子对于比较难治愈的小儿口舌生疮及成人口腔溃疡特别有利。

栗子所具有的碳水化合物含量特别高，可以提供人体所需能量，同时还有利于脂肪代谢，可以起到益气健脾及厚补胃肠的功效。

栗子里具的大量不饱和脂肪酸可以起到预防高血压病、动脉硬化、冠心病及骨质疏松等疾病的作用，属于抗衰老及延年益寿之滋补良品。

栗子含有的大量维生素C可以维持牙齿、血管肌肉及骨骼的正常功能，能够预防及治疗骨质疏松，筋骨疼痛及腰腿酸软等疾病。具有延缓人体衰老之功效，属于老年人理想之保健食品。

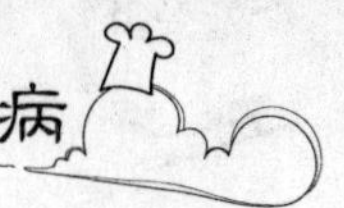

姜汁糯米糊

【原料】：

100克糯米，3勺生姜汁。

【做法】：

1.把糯米及生姜汁一起放进锅里，用小火煸炒，炒熟后放进盘子里，等糯米稍凉后再碾成细粉。

2.食用时用开水把粉调成糊便可。

【功效】：

生姜具有味辛，性微温的特点。入脾、肺经及胃。生姜可以起到发汗解表、温肺止咳、温中止呕及解毒的作用。

生姜常于外感风寒、风寒咳嗽、中鱼蟹毒、胃寒呕吐及腹痛腹泻等疾病的治疗。

生姜所具有的辣素可以起到刺激心脏及心血管的作用，能够加快血液流动，有利于排汗，消除体内多余热量，可以起到排毒、减肥及养颜的功效。用香醋泡姜做成的保健醋，酸里带着姜的香味，饭前吃可以开胃，有利于消化及软化血管，因此受到人们的喜爱。

生姜炖牛肚

【原料】：

5克砂仁，70克熟牛肚，4克草果，4克陈皮，6克料酒，15克生姜片，半小勺鸡精，半小勺精盐，1小勺芝麻油。

【做法】：

1.锅中加入清汤、生姜片、陈皮及草果炖大概10分钟；牛肚切成条，焯熟后捞起备用。

2.加入其他材料煮大概20分钟，再放入鸡精稍微煮一会，出锅时加入芝麻油便可。

【功效】：

牛肚也就是牛胃，具有蛋白质、钙、铁、核黄素、硫胺素、脂肪及烟酸等营养元素，可以起到补益脾胃、补虚益精、消渴及风眩的作用。患有气血不足、营养不良及脾胃薄弱的患者可以多食牛肉。同时牛肉还具有补虚、益脾胃的功效。

姜汁撞胡萝卜

【原料】：

1根胡萝卜，1个百合，10克生姜。

【做法】：

1.把胡萝卜清洗干净切丁。

2.把胡萝卜丁及百合一同放进榨汁机里榨汁后过滤。

3.把生姜放入榨汁机里榨汁，将榨好的汁放进杯子里，加入适量凉开水便可。

【功效】：

胡萝卜含有大量的胡萝卜素，各种维生素、叶酸、食物纤维及钙质等营养元素。其所具有的营养成分甚至可以与综合维生素药丸相提并论，每日饮一些胡萝卜汁，促进新陈代谢，体重就会自然下降，因此胡萝卜汁具有减肥作用。饮用胡萝卜汁最好的时间为早晨，并且应空腹饮用，这样有利于人体对胡萝卜汁的吸收，同时还可以起到减少雀斑的作用。也可以将新鲜胡萝卜榨成汁，每日一杯，同样具有祛斑效果。胡萝卜可以消除自由基，减缓衰老，维护上皮组织的健康。还含有大量的维生素A原，这一物质在人体中可以变成维生素A。而维生素A则可以起到润滑及强健皮肤的功效，同时还可以起到预防皮肤粗糙和减少雀斑等效果。

陈皮辣牛肉

【原料】:

5克陈皮，10克洋葱，5克生姜丝，3克干辣椒末，70克牛肉，精盐、料酒、醋、味精及酱油各适量。

【做法】:

1.牛肉清洗干净切成片，加入适量生姜丝，料酒，植物油，精盐及葱丝，腌大概半个小时；味精，鲜汤及酱油勾兑成芡汁。

2.油烧热后加入辣椒，牛肉及陈皮，炒至牛肉熟时，加入醋及芡汁，炒熟便可。

【功效】:

陈皮可以起到降逆，燥湿化痰及调中开胃的作用。可用于脾肋气滞湿阴、脘腹胀痛、呕吐秽逆、肺气阻滞、胸膈满闷、不思饮食、二便不利、咳嗽痰多等疾病的治疗。

陈皮具有味辛、苦，性温的特点，可归脾，肺经，胃。味香宣散，能升能降。还可用于乳痈疥癣，中酒毒及鱼蟹毒的治疗。

番石榴沙拉

【原料】:

番石榴2个，无糖原味沙拉酱30克。

【做法】:

1.番石榴洗净，连皮切成粒状。

2.往番石榴粒中拌入无糖原味的沙拉酱即可食用。

【功效】:

对于很多患有糖尿病的患者而言，最苦恼的莫过于很多水果或者甜点都不能吃，像西瓜、桂圆、荔枝等诱人的水果，糖尿病患者都只能望梅止渴，但是据统计，如果人体长期不食用水果，则会对消化系统造成负担，因为水果富含的果酸、维生素和纤维素也是人体所必需的。但是很多水果中都含有大量的糖分，食用后容易导致糖尿病患者血糖升高。但是，番石榴则不同，它虽然富含蛋白质和脂质，也含有果糖，但是它不仅不会导致血糖升高，还有降血糖、预防糖尿病并发症的作用。尤其是番石榴配合维生素丰富的葡萄一同榨汁饮用，能够起到很好的降血脂、降血糖的作用。

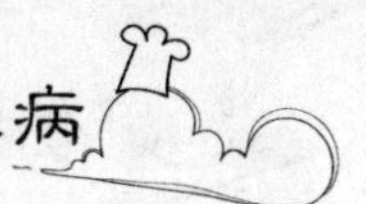

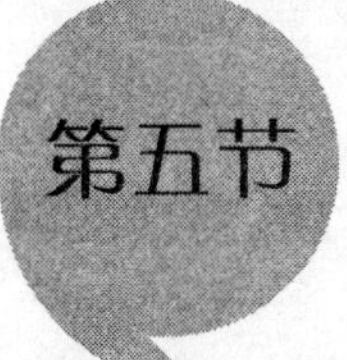

第五节 高血糖的减糖小偏方

杭菊降糖茶

【原 料】：

3克龙井茶叶，10克杭菊花。

【做 法】：

1.将龙井茶叶放在杯子里，用开水泡开，加盖闷5分钟。

2.等茶叶泡好后放入杭菊花便可饮用。

【功效】：

杭白菊含有锌、钠、铁等营养元素，特别是铁的含量很高。铁属于细胞里的重要组成部分，三羧酸循环里有50%以上的酶都具有铁，抑或需要铁充当辅助因子。铁与人体免疫防治系统有着非常密切的联系，它能够改善锌、钙及镁的体内代谢。

枸杞菊花茶

【原 料】：

10克枸杞，5克绿茶，5克白菊，甜味剂适量。

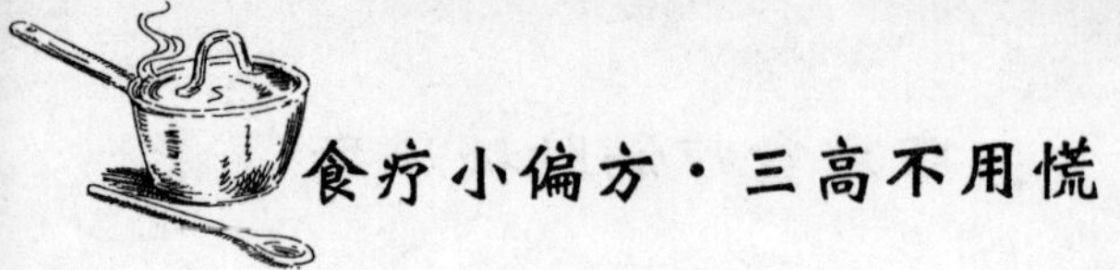

【做 法】:

1.把白菊、绿茶及枸杞用水煮开。

2.取汁加入甜味剂，搅匀后便可饮用。

【功效】:

现代医学表明：枸杞可以起到调节免疫力、抗衰老、抗疲劳、降血糖、补肾、保肝、排毒、抗辐射损伤等多种的功效。此外，枸杞还具有美白作用。之所以具有这些功效，这主要是由于枸杞能够提升皮肤吸收养分的能力。菊花具有清肝明目的效果。两者结合在一起，互相补充，标本兼顾，对眼睛具有较好的保护作用。

此茶味甘、性寒，可以起到散风热及平肝明目的作用。肝火会使人眼白发黄，多喝枸杞菊花茶可以起到平肝火的效果，使人视野更加清晰，当然你的眼睛就更具魅力了。

现代药理学证明：菊花中含有大量维生素A，属于维护眼睛健康的关键物质，尤其对由于肝炎和用眼过多所造成的双眼干涩具有较好的治疗效果。上班族多喝此茶可使眼睛水润，帮助维护视力。

茉莉花降糖茶

【原 料】:

甘草、茉莉花、绿茶及石菖蒲各适量。

【做 法】:

把所有的食材均放进杯子里，加入500毫升开水，闷泡5分钟便可饮用。

【功效】:

茉莉花具有“理气开郁，辟秽和中”的作用，同时对于痢疾，结膜炎、腹痛和疮毒等疾病都具有较好的消炎解毒功效。常喝茉莉花茶可以保持人类身心健康，更可以起到延年益寿的效果。与此同时，茉莉花茶还具有生津止渴、通便利水、疗瘘、益气力、强心、抗癌、祛痰治痢、祛风解表、坚齿、降血压、防龋防辐射损伤及抗衰老的作用。茉莉花的具体功效如下：

1.生津止渴。可让人感觉清爽舒适，对于那些经常出现口干、思虑过度、讲话过多、眼干症状的人比较适合。

2.化痰止咳。对于咽喉部具有很好湿润及物理治疗功效，可以缓解局部炎症，同时还可以消除局部痒感，最终阻断咳嗽反射。

3.护心。具有保护心脏、心肌细胞，缓解心悸及心律失常等功效。

4.养肝。能够较好的促进肝气循环，还可以起到舒缓肝郁的效果。

5.利尿消肿。可以清除体内毒素及多余水分，增强血液及水分的新陈代谢，具有利尿及消水肿之功效。

6.明目。能够起到预防及治疗眼部干燥、结膜充血、双眼下垂，近视，视力模糊，视神经炎及瞳孔扩大等眼部疾病的效果。

7.养颜护肤，可以提高皮肤抗损伤能力。

龙井降糖茶

【原 料】：

3克松萝，9克菊花，3克龙井茶叶。

【做 法】：

把松萝切碎和菊花、茶叶一起放进陶瓷茶杯里，用沸水冲泡后便可饮用。

【功效】：

龙井茶里含有丰富的维生素，人体正常代谢每天大概需要维生素C 60毫克，如果每天饮用2~3杯龙井茶便可满足人体对维生素C的需求量。维生素C又称抗坏血酸，能够预防坏血病，提高肌体抵抗力，具有抗癌及延缓衰老的功效。就美容功效而言，维生素C可以预防肌肉弹性下降的出现，同时还可以防止皮肤水分流失，更可以抑制皮肤黑色素的形成。

龙井茶里具有多种B族维生素，大家每天通过饮茶便能够满足B族维生素日需求量的1%~15%，其中，硫胺素可以维持神经，消化系统和心脏的正常运转；还可以用于脚气病、胃机能障碍及心脏活动失调的预防及治疗，核黄素可以起到维持视网膜正常运转，预防结膜炎、脂溢性皮炎、角膜炎及口角炎的功效。核酸可以用于预防癞皮病，治疗腹泻，痴呆症及烟酸缺乏性皮炎等疾病的治疗。泛酸可以起到预防缺铁性贫血的作用，而生物素则可用于皮炎，不育症及毛发脱落等疾病的治疗。

莲藕杂蔬汁

【原 料】：

1个苹果，150克莲藕，2勺柠檬汁。

【做 法】：

1.把莲藕清洗干净后削皮，再切成小块；苹果削皮，去核后也切成小块。

2.将苹果及莲藕一同放进榨汁机内，放入80毫升凉水，榨汁过滤后便可食用。

【功效】：

莲藕属于素食主义者的绝佳食品。它含有丰富的淀粉、脂肪、维生素B、碳水化合物、蛋白质、维生素C和钙、铁等人体必需的营养元素。其肉质肥嫩、外观白净、口感甘、脆，生吃时其口感甚至可以与梨媲美。中医表示：生吃藕可以起到凉血散淤的作用，而煮熟后吃则具有补心益肾及滋阴养血的效果。能够补五脏之虚，补血养血，更可以起到强筋壮骨的作用。莲藕属于男女老幼夏秋时节必备保健珍品。

莲藕胡萝卜汁

【原 料】：

半个梨，半节莲藕，50克胡萝卜。

【做 法】：

用榨汁机把胡萝卜，莲藕及梨榨成汁，搅匀后便可饮用。

【功效】：

藕具有味甘，性寒的特点。可入脾、心及胃经。具有止血、凉血、散瘀、开胃、消瘀、止泻、补脾、化痰、心烦解渴等作用。可以用于肺热，脾虚泄泻，妇女血崩，烦躁口渴及食欲缺乏等多种疾病的治疗。熟藕相对于生藕而言，性温，不再具有消瘀清热的功效，然而却对脾胃有利，具有养胃滋阴，止泻及益血等作用。

莲藕可止血散瘀，莲藕里含有丰富的单宁酸，具有收缩血管的功效，可用来止血。中医表示：莲藕止血却不留瘀，属于热病血症食疗珍品。

平常人们吃莲藕时，一般会将藕节扔掉。实际上，藕节是一味特别好的止血良药。它具有味甘、涩，性平的特点，具有大量鞣质及天门冬素，可以用于各种出血等疾病的治疗。民间常以藕节六七只，踠碎后放入适量红糖煎服，用来止血，效果特别好。

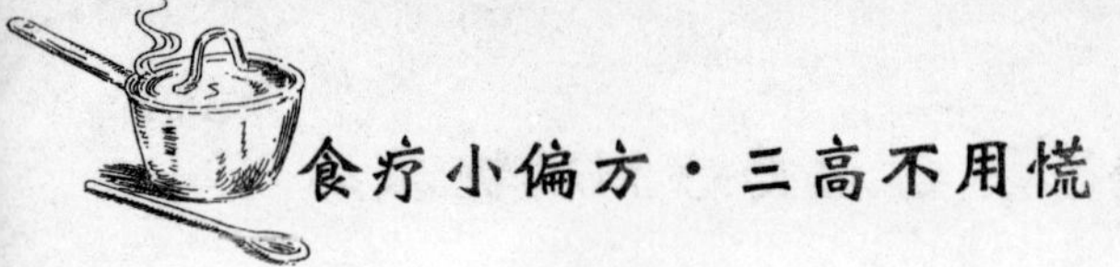

红枣莲藕猪骨汤

【原 料】:

200克莲藕，75克猪小排，5颗红枣，料酒、麻油及精盐各适量。

【做 法】:

1.红枣清洗干净，从中切开；莲藕切成薄片；猪小排放进锅里，加清水及料酒煮开后捞起，以凉水去除血污。

2.在汤锅中加入清水，放进红枣，莲藕及猪小排，煮开后加入精盐调味，炖40分钟后放入麻油便可食用。

【功效】:

莲藕具有性平，味甘、涩的特点，可以起到健脾开胃及益血生肌的功效。唐代医学家孟诜曾表示“甚补五脏，实下焦”；红枣具有性温，味甘的特点，具有补脾益胃，益气生津的功效。《本草再新》里觉得它可以“补中益气，滋肾暖胃”；猪骨具有性温，味甘、咸的特点，可入脾，胃经，具有补脾气，润肠胃的功效。同时还具有生津液，泽皮肤及丰机体的作用。

所以，红枣莲藕猪骨汤气味浓郁，味道鲜美，可以起到补中益气及养血健骨的作用，属于冬季餐桌上的上等汤品，并且还可以起到养血及滋润肌肤的作用。更可以帮助治疗产妇缺乳症状，真是老少咸宜之上好汤品。

辣椒拌莲藕片

【原 料】:

2个红椒，1根白莲藕，10克生姜丝，5克芝麻油，香醋及精盐各适量。

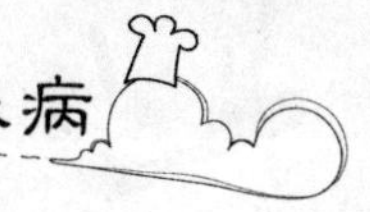

【做 法】：

1.先把红椒切成丝，莲藕切成薄片，一同装进一个盆子里，加入精盐及凉开水把它们都泡软，拿出来后装盘。

2.将香醋和生姜丝一块撒在藕片及红椒丝上，稍微腌一会，淋上芝麻油便可食用。

【功效】：

凉拌莲藕片拥有较好的食疗功效，可通便止泻及健脾开胃。莲藕里具有黏液蛋白及膳食纤维，可以和人体中胆酸盐，食物里的胆固醇与三酰甘油相融合，让它们由粪便里排出，从而降低人体对于脂类的吸收量。莲藕具有一种特别的清香，还具鞣质，可以起到健脾止泻的功效，可以提高食欲开胃健中，且有益于消化。对于胃纳不佳，抑或食欲缺乏患者而言，莲藕可以起到帮助他们恢复健康的作用。

红枣猕猴桃茶

【原 料】：

12颗红枣，2个猕猴桃。

【做 法】：

1.将猕猴桃削皮切片；红枣去核后清洗干净。

2.把猕猴桃及红枣放进锅里，放入800毫升水，以大火烧开，再转小火炖一刻钟。

3.放进搅拌机，搅匀便可食用。

【功效】：

猕猴桃含有的营养成分比其他普通水果都要高。每1 000克猕猴桃所具有的维生素C含量为2 000~4 000毫克，糖含量为80克，蛋白质含量为16克，磷含量为422毫克，钙含量为340毫克，钾含量为1 450毫

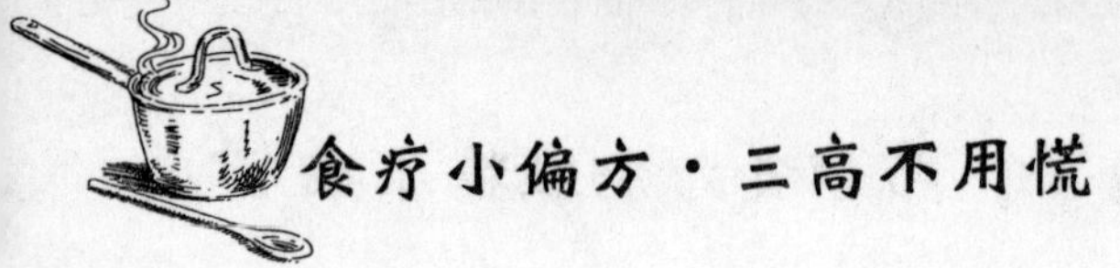

克，镁含量为197毫克。还具有机酸类，胡萝卜素，维生素P及猕猴桃碱等营养物质。其中维生素C的含量甚至相当于柑橘的6~12倍，相当于苹果的40~80倍，相当于梨的70~140倍，相当于西红柿的9~18倍，属于维生素C的“宝库”。还具有人体所必需的17种氨基酸，柠檬酸及鞣酸等营养成分，属于是种营养特别全面的水果。其中含量特别高的抗氧化剂叶黄素就可以起到降血压的作用。

芝麻鸡肉棒

【原 料】：

75克鸡胸脯肉，1/4勺甜料酒，1/4勺酱油，2小勺黑芝麻，植物油适量。

【做 法】：

1.鸡胸脯肉去筋切成棒状。

2.将酱油及料酒搅匀放进肉里，涂上黑芝麻。

3.在平底锅里放入植物油，将调好的鸡胸脯肉煎好便可。

【功效】：

鸡脯肉属于鸡胸部内侧的肉，形状如斗笠，肉质较嫩，味道特别鲜美，营养全面，可以滋补养身。然而它所具有的脂肪含量却跟虾及螃蟹的脂肪含量差不多。鸡脯肉是鸡肉里蛋白质含量特别多的地方。

鸡肉所含蛋白质较易被人体吸收利用，可以起到增加体力及强壮身体的功效。具有对人体生长发育特别有益的磷脂类，属于对人类有益膳食结构里脂肪及磷脂较为重要的来源。并且鸡肉还具有益五脏、补虚健胃、活血通络、止白带、补虚损、强筋壮骨及调月经等疾病的功效。

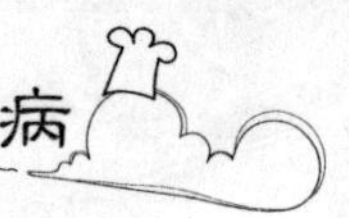

黑芝麻糊

【原 料】：

100克粳米，20克黑芝麻。

【做 法】：

1.把粳米淘洗干净，去掉杂质，以清水浸泡1个钟头后沥干备用。

2.黑芝麻煸香，和粳米混合，加水蹍碎，以布袋滤出细浆。

3.加清水烧开，不停搅拌至糊状。

【功效】：

黑芝麻具有人体所必需的氨基酸，在维生素E及维生素B_1的加入下，可以促进人体的新陈代谢；黑芝麻具有的铁及维生素E可以起到预防贫血，消除血管胆固醇关键成分及活跃脑细胞的作用；黑芝麻所具有的脂肪大部分为不饱和脂肪酸，可以起到延年益寿的效果；中医认为：黑芝麻可以起到润五脏、长肌肉、补肝肾、益气力及填脑髓的效果。可以用于因为肝肾功能不足而造成的眩晕，脱发，五脏虚损，肠燥便秘，断发早白，四肢乏力，步履艰难及皮燥发枯等疾病的治疗。从乌发养颜效果来看，黑芝麻所具有的功效较大。通常素食主义者应该多食用黑芝麻，同时脑力劳动者也应该多食黑芝麻。黑芝麻所具有的卵磷脂可成为胆汁成分之一，假如胆汁里的胆固醇含量过高，跟胆汁里的胆酸及卵磷脂的比例失衡，便会沉积而变成胆结石，卵磷脂能够分解及减少胆固醇，因此卵磷脂能够预防胆结石的出现。现代医学研究表明：凡是患有胆结石的人，其胆汁里的卵磷脂含量肯定是不足的，经常食用黑芝麻能够帮助人类预防及治疗胆结石，并且还具有健脑益智及延年益寿的效果。特别是中老年人应该常食之保健佳品。

养血粥

【原 料】:

5枚红枣，20克薏仁，15克黑芝麻，100克糯米。

【做 法】:

1.把红枣、糯米及薏仁淘洗干净。

2.把锅放在火上，放入适量水烧开，加入糯米，红枣，薏仁及黑芝麻一起煮，等粥烂熟时便可食用。

【功效】:

薏仁具有健脾、止泻、排脓及渗湿的效果。可用于脾虚腹泻、关节疼痛、脚气、肺脓肿、阑尾炎、肌肉酸痛、水肿、白带增多等疾病的治疗。一般用量为9~30克。可以起到利湿健脾，清热排脓及舒筋除痹的作用。其具体作用如下：

1.对心血管的作用：可以抑制呼吸中枢，使末梢血管尤其是肺血管扩张。

2.抗肿瘤：特别适应于脾虚湿盛的消化肿瘤和痰热挟湿的肺癌。

3.提高免疫力及抗炎功效：薏仁油可以提高细胞免疫及体液免疫机能。

4.降血糖：能够起到扩张血管及降低血糖的功效，特别是对高血压及高血糖疾病的治疗效果非常好。

5.抑制骨骼肌的收缩：薏仁能够抑制骨骼肌的收缩，可以降低肌肉收缩次数，还可以起到抑制横纹肌收缩的功效。

6.镇静，镇痛和解热效果：具有镇静，镇痛和解热效果。特别适应于风湿痹痛患者。

7.降血钙及延缓衰老，增加机体的免疫机能。

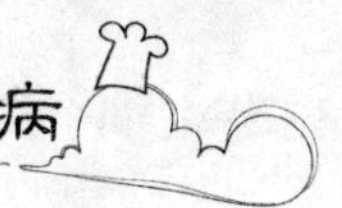

木耳黄瓜汤

【原 料】：

50克水发木耳，200克黄瓜，30克猪瘦肉，1小勺植物油，酱油、生姜、精盐及葱各适量。

【做 法】：

1.把黄瓜切成薄片；木耳清洗干净，撕成小块；猪瘦肉切成薄片；葱及生姜剁成末。

2.把肉片煸炒断生，加入葱姜末，酱油及精盐，再放入木耳及黄瓜片继续翻炒，放适量水，水沸腾后，勾芡装碗便可。

【功效】：

黄瓜具有味甜，性凉、苦及无毒的特点，可入脾，胃及大肠经；可以起到除热，解毒，利水及清热利尿的效果。黄瓜的具体功效有：

1.抗肿瘤：黄瓜里含有维生素C，可以增加人体免疫机能，以达到抗肿瘤的目的。另外，此物质还能够治疗慢性肝炎。

2.抗衰老：老黄瓜里含有大量维生素E，能够起到延年益寿及抗衰老的效果；黄瓜里的黄瓜酶，有特别强的生物活性，可以较好地增强机体的新陈代谢。以黄瓜汁涂抹皮肤，具有润肤及舒展皱纹的效果。

3.预防酒精中毒：黄瓜里所含有的丙氨酸，谷胺酰胺及精氨酸可以起到治疗肝脏疾病的作用，尤其对于酒精肝硬化患者所具有的辅助治疗作用特别明显，能够预防酒精中毒。

4.降血糖：黄瓜里所含有的葡萄糖甙及果糖等均不参与平常的糖代谢，所以糖尿病人以黄瓜替换淀粉类食品充饥，血糖不仅不会升高，或许还会出现降低的情况。

5.减肥健体：黄瓜里所含有的丙醇二酸，能够抑制糖类成分转化成脂肪。同时，黄瓜里的纤维素对于人体肠道中腐败物质的排除和降低胆固醇具有有利作用，还可以强身健体。

枸杞乌鸡汤

【原 料】:

10枚红枣，75克乌鸡，5克生姜，10克枸杞，精盐、白酒及味精各适量。

【做 法】:

1.将乌鸡清洗干净切成块；枸杞洗净后泡开；生姜清洗干净切薄片。

2.将锅置于火上烧热，放入适量清水煮沸，加入乌鸡块焯水后捞起沥水。

3.把材料及调料放入盅中，放进蒸锅里蒸半个小时，到乌鸡酥烂入味便可食用。

【功效】:

枸杞乌鸡汤具有补血养颜及益精明目的功效。和普通的鸡肉相比，乌鸡属于药食同源的保健珍品。乌鸡肉具有多种氨基酸，同时其蛋白质、维生素E、烟酸、磷、铁、钾、维生素E等营养元素含量特别高，可是其胆固醇及脂肪含量却特别少。常吃乌鸡能够增加生理机能，强筋健骨及延缓衰老。常吃乌鸡还可以起到预防骨质疏松，妇女缺铁性贫血症及佝偻病的作用。可以用于女性体弱不孕、习惯性流产、产后虚弱、月经不调及赤白带等疾病的治疗。还可以用于进行肺结核、胃溃疡、小儿佝偻，及神经衰弱等疾病的辅助治疗。

马蹄汤

【原 料】:

50克水发香菇，100克荠菜，100克荸荠，植物油、麻油，精盐、

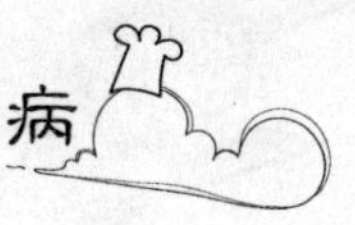

鸡精及水淀粉各适量。

【做 法】：

1.荠菜清洗干净，切成碎末；荸荠削皮，切成小块；香菇清洗干净，切成小块。

2.香菇及荸荠倒进锅中翻炒，放入适量清水烧开，加入荠菜煮一刻钟，最后加入精盐，麻油及鸡精，再以适量淀粉勾芡便可。

【功效】：

中医证明：荸荠具有味甘，性寒的特点。可以起到开胃消停、明目醒酒、清热化痰及生津润燥的作用。医学临床上可以用于阴虚肺燥，烦渴便秘，咳嗽多痰及酒醉昏睡等疾病的治疗。在呼吸道传染病流行时节，吃荸荠可以起到预防流脑，百日咳，麻疹及急性咽喉炎的功效。中医临床中常以马蹄做成"雪羹汤"，以治疗大便干硬，同时还可以起到清热去痰及降血压的效果。其他方便制作的食疗方有：

1.预防流感：荸荠250克，甘蔗一节，把甘蔗切成小段，放进锅里煎着，熟后食用，可以起到清热消炎及生津止渴的作用，主要用于发热后期所出现的心烦口渴及低烧不退症状的治疗，同时还可用于流感的预防。

2.治食道癌：将10只荸荠和皮一起蒸煮，每天食用。

3.治咽喉肿痛：将荸荠汁打出来，冷食，每天125克。

4.降压潮湿：荸荠汁与鲜藕汁、麦冬汁、梨汁及鲜芦根汁一块并称"五汁饮"，具有生津消热及降低血压的功效。

5.通肠利便：500克荸荠，煮熟踢碎，与盐，豆粉及姜一起搓成丸子，油炸后捞出。生粉勾芡后变成卤，淋在丸上，味道鲜美，具有消食开胃及利肠通便的功效。

6.治痔疮：患有痔疮的人可以多吃一些荸荠。

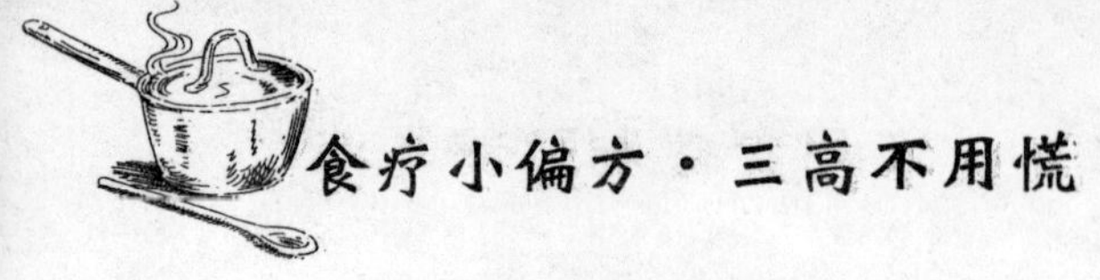

番石榴苹果汁

【原料】：

番石榴、青苹果各1个，白开水200毫升。

【做法】：

1.番石榴、青苹果均洗净切块。

2.将果粒放进榨汁机，加入白开水，榨汁即可。

【功效】：

很多人都知道番石榴具有降压功效，但是在食用处理的时候，尤其是榨汁饮用的情况下，不少人都会降番石榴的子去掉。但是研究中发现，番石榴的维生素C的含量极为丰富，比香橙、柑橘、香蕉、木瓜、番茄、西瓜、凤梨等水果的维生素C都要丰富。此外，在番石榴中还有大量的铁、钙、磷等营养成分，而这些营养基本在种子中，也就是我们看到的番石榴的子中，因此在吃番石榴的时候最好是连子一块吃下去。

番石榴猕猴桃汁

【原料】：

番石榴1个，奇异果1个，柠檬半个。

【做法】：

1.番石榴洗净，切块，放入淡盐水中浸泡。

2.奇异果剥皮，切粒。

3.柠檬洗净，去皮切块。

4.将上述材料一起放入果汁机，加冰块搅拌均匀即成。

【功效】：

番石榴的降血糖功效，最早是日本科学家在动物实验中发现和证

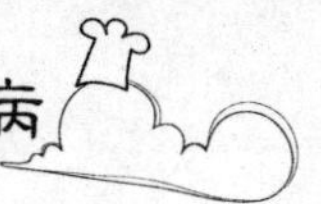

实的。在我国台湾，很早以前就有采用番石榴汁或酱治疗糖尿病的习惯，因为台湾地区糖尿病高发，但是却控制得很稳定，因此番石榴的功效便更进一步在坊间流行。而今，很多糖尿病患者，尤其是轻度患者，每日三餐后各喝1~3杯番石榴汁，能起到很好的控制作用。如果食用番石榴干果50克，苦瓜一个，用水煎服，每日吃1～2次，对改善糖尿病症状也有很好的效果。

番石榴能有效调节血糖，调理肠胃、纾缓肠胃不适，消脂轻身，丰富的维生素C能保护细胞、增强白细胞活性。而番石榴配合维生素丰富的猕猴桃一起榨汁饮用，则能进一步帮助消化，促进血糖分解、降低血糖，有益健康。因此，无论是糖尿病患者还是正常男女老少，都可以在日常生活中饮用，既保健又养颜。